聪明的孩子

从胎儿时期就养成了

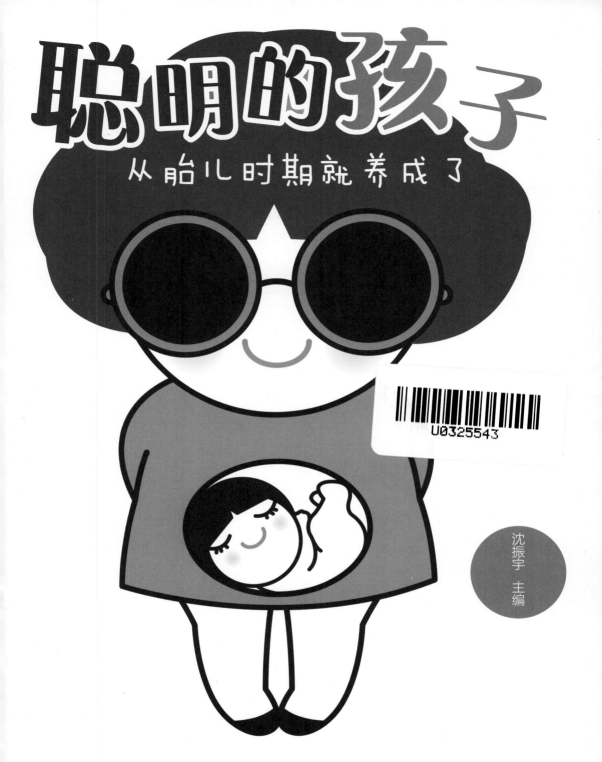

U0325543

沈振宇 主编

江西科学技术出版社

江西·南昌

图书在版编目（ＣＩＰ）数据

聪明的孩子从胎儿时期就养成了/沈振宇主编. --
南昌：江西科学技术出版社，2018.10
ISBN 978-7-5390-6355-3

Ⅰ．①聪… Ⅱ．①沈… Ⅲ．①妊娠期－妇幼保健－基
本知识 Ⅳ．①R715.3

中国版本图书馆CIP数据核字(2018)第095798号
选题序号：ZK2018208
图书代码：D18047-101
责任编辑：李智玉

聪明的孩子从胎儿时期就养成了

CONGMING DE HAIZI CONG TAI'ER SHIQI JIU YANGCHENG LE

沈振宇 主编

摄影摄像	深圳市金版文化发展股份有限公司
选题策划	深圳市金版文化发展股份有限公司
封面设计	深圳市金版文化发展股份有限公司
出 版	江西科学技术出版社
社 址	南昌市蓼洲街2号附1号
	邮编：330009 电话：（0791）86623491 86639342（传真）
发 行	全国新华书店
印 刷	深圳市雅佳图印刷有限公司
开 本	720mm×1020mm 1/16
字 数	180 千字
印 张	13
版 次	2018年10月第1版 2018年10月第1次印刷
书 号	ISBN 978-7-5390-6355-3
定 价	39.80元

赣版权登字：-03-2018-140

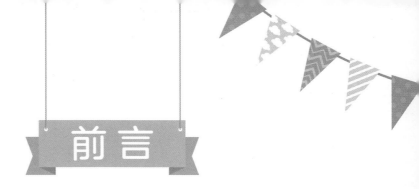

前言

聪明的孩子往往在社会各方面的竞争中更有优势。他们或者拥有让人惊讶的记忆能力，又或者学习新事物的能力要比周围的人强上好几倍。因此，他们总能考上理想的学校，在踏上工作岗位时又总是显得光耀夺目。在目前世界各国已普遍进行各自的脑科学研究的热潮下，任何有远见卓识的父母都不会忽略对宝宝智力和潜能的开发。我们并不提倡培养聪明孩子是单纯为了恶意竞争，孩子未来的幸福并非完全取决于大脑智能的高低，但是我们仍要强调的一点是：如果在孩子很小的时候，我们能用自己的双手将他们高高举起，让他们看到更远更美的风景，那么我们有什么理由不去这样做呢？

意大利著名教育家蒙台梭利说过："人生头三年胜过以后发展的各个阶段。"只有在此时开发出孩子大脑的主要能力，宝宝的大脑日后才能分化出更多、更复杂的能力。本书适用于有生育计划或已经有了0~3岁宝宝的家庭，旨在宝宝大脑发育尚未定型之前，帮助家长们用科学、轻松、自然的方式将宝宝的潜能挖掘出来。

其实每个孩子都有自己独特的智能优势领域，并且每个孩子的潜力都是巨大的。我们应该摒弃旧的智能偏见，不断修正我们的智能教育理念，认识到培养高智商的聪明宝宝不是唯一目的，在宝宝拥有聪明大脑的同时又能健康快乐地成长才是最好的教育之道。

目录 CONTENTS

Part2 生出聪明宝宝之备孕篇

Part3 生出聪明宝宝之怀孕期

Part4 生出聪明宝宝之婴儿期

Part5 从 12 个月开始，聪明宝宝要这样培养

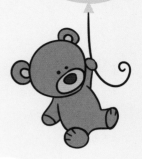

Part 1

宝宝大脑的奥秘

　　怎样才算是聪明的宝宝？在为这个问题寻找答案之前，我们应该首先一起探索一下宝宝大脑的奥秘：是否存在优势左脑或优势右脑这种情况？这种说法是否科学？在宝宝还未出生之前就对其进行脑力训练是否真的有作用？如果有用，那么这种作用又有多大呢？遗传和环境对宝宝的智力有没有影响呢？现在，让我们一起进入本章的内容，为这些问题寻找答案。

　　人生头三年胜过以后发展的各个阶段。

——蒙台梭利（意大利著名教育家）

怎样才算是聪明的宝宝

聪明宝宝的判断标准很多。根据国内外的广泛研究，比较一致的意见是：根据宝宝左右脑的大运动、身体各部位的精细动作、对环境的适应能力、语言和社交行为等发育水平来进行综合评价。这种综合评价被归纳为多元智能。

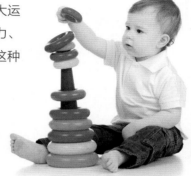

多元智能理论

1983年美国哈佛大学教育研究院的心理发展学家霍华德·加德纳博士正式提出了多元智能理论。霍华德·加德纳是世界著名教育心理学家，最为人知的成就是"多元智能理论"，被誉为"多元智能理论"之父。

加德纳博士认为人类的智能是多元化而非单一的，主要表现为语言智能、数学逻辑智能、空间智能、身体运动智能、音乐智能、人际交往智能、知我内省智能、自然观察智能等，并且每个人都拥有着不同的智能优势组合。例如：画家往往拥有着很好的空间智能，他们可以在画板上通过大脑的想象来进行构图，并把各种物体组合在一起而形成一个有意义的画面；体操运动员则拥有很好的身体运动智能，他们可以在空中做各种高难度的旋体翻转而最后平稳落地；外交家有很好的人际交往智能，他们依靠口才能在复杂的人际关系中表现得游刃有余；而作家则有很好的自我内省智能，他们通过对社会现实的深刻观察和体验、对人性的敏锐洞察而创作出不朽的文学作品。

加德纳同时指出：由于每个孩子都是一个独特的个体，都拥有自己相对的优势智能领域，又有不同于他人的智能结构。因此，在关注孩子各方面智能的同时，还应该注意到自己的孩子是否在某一种或几种智能方面表现得特别优秀。如果孩子表现出这种智能强项，则应该强化训练，使其更为突出；相反，如果孩子在某一种或几种智能方面出现不尽人意的表现，那么也不应让孩子因此受到责罚，我们应该对他们进行鼓励和帮忙，改善其智能弱项。

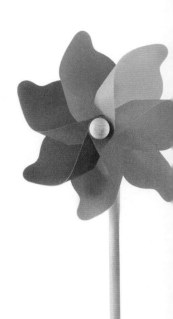

多元智能的内容

1 语言智能

这种智能主要是指有效地运用口头语言及文字的能力，即掌握大量的字、词和句子，并能灵活运用的能力。表现为个人能够顺利而高效地利用语言描述事件、表达思想并与人交流的能力。语言智能适合的职业有作家、演说家、政治活动家、文字编辑、电视节目主持人、律师、教师等。

2 空间智能

这种智能有很好的位置判断能力，就是理解和区分事物的上下、前后、左右之间的位置关系的能力。在空间上可以理解事物立体外形特征和基本立体图形，并能判断是否正确的能力。这种智能对色彩、线条、形状、形式、空间关系很敏感。空间智能适合的职业有画家、建筑师、摄影师、飞行员、室内设计师等。

3 数学逻辑智能

这种智能是指有效地计算、测量、推理、归纳、分类，并进行复杂数学运算的能力。这种智能可以通过对不同大小、长度、宽度、量、周长的事物进行观察，并掌握事物的排列规律，计算时按照公式即可很快得出正确答案，能根据事物的发展规律，遵循一定的秩序，对事物进行分析和研究。数学逻辑智能适合的职业有数学家、会计师、工程师、计算机程序编程员、统计学家等。

4 身体运动智能

这种智能是指善于运用整个身体来表达思想和情感、灵巧地运用双手制作或操作物体的能力。这项智能对身体的平衡、协调、敏捷等能力要求较高，要求身体肌肉要有相应的运动弹性及反应速度。拥有这种智能的人通常很好动，他们学习时是通过身体感觉来思考。身体运动智能适合的职业有运动员、舞蹈家、机械师、旅行家等。

5 音乐智能

音乐智能是指人能够敏锐地感知音调、旋律、节奏、音色等的能力，是指察觉、辨别、改变和表达音乐的能力。音乐智能比较发达的人，对节奏、音调、旋律或音色的敏感度高，具有较高的表演、创作及思考音乐的能力，例如歌唱家、作曲家、指挥家等。

6 人际交往智能

人际交往智能是指妥善处理组织内外关系的能力，包括与周围环境建立广泛联系和对外界信息的吸收、转化能力，以及正确处理上下左右关系的能力。表达理解能力首先意味着一个人是否能够将自己内心的思想表现出来，还要让他人能够清楚地了解自己的想法；其次就是理解他人的表达。一个人的表达能力，也能直接地证明其社会适应的程度。人际交往智能适合的职业有政治家、公关人员、销售人员、外交家等。

7 自我内省智能

自我内省智能是指自我认识和有自知之明并据此做出适当行为的能力。这项智能能够认识自己的长处和短处，意识到自己的内在爱好、情绪、意向、脾气和自尊，喜欢独立思考的能力。简而言之，它是指知道自己的强项和弱项，知道自己的需要和才能。其适合的职业是哲学家、政治家、思想家、心理学家等。

8 自然观察智能

自然观察智能是指善于观察自然界中的各种事物，对物体进行分辨和分类的能力。这项智能有着强烈的好奇心和求知欲，有着敏锐的观察能力，能了解各种事物的细微差别。其适合的职业是天文学家、生物学家、地质学家、考古学家、环境设计师等。

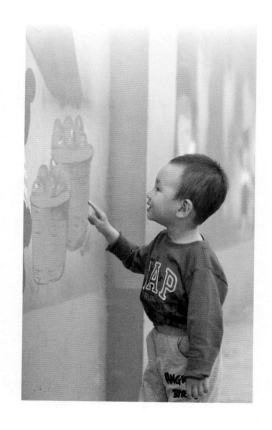

智商是智力商数的简称，由法国实验心理学家阿尔弗雷德·比奈和他的学生所提出。智商是人们认识客观事物并运用知识解决实际问题的能力。智力表现在多个方面，如观察力、记忆力、想象力、创造力、分析判断能力、思维能力、应变能力、推理能力等。

对于宝宝是否拥有高智商的问题，请对照以下七种能力的标准做一个大致判断。

1 记忆力

记忆能力是识记、保持、再认识和重现客观事物所反映的内容和经验的能力。如果您的宝宝能很好地记住您教授过他/她的一些行为动作，或记得只见过一面的人或事物，又或者记得爸爸妈妈外形上的一些小变化，那么他/她在记忆能力方面非常出色。

一项新的研究显示，30周大的胎儿可能存在短期记忆。美国心理学家小组让刚刚出生33个小时的新生儿听他们妈妈的声音和别的女人的声音的录音，结果发现，当新生儿听到自己母亲的声音时，吃奶就更加起劲，这表明他记住了在子宫中经常听到的声音。因此可以肯定，凡是在子宫中经常、反复听到的声音，出生后，婴儿能够回忆起来。

2 观察力

观察力是指大脑对事物的观察能力，如通过观察发现新奇的事物等，在观察过程中对声音、气味、温度、表现等有一个新的认识。如果宝宝能够很快发现妈妈今天戴了一个新的发卡、自己的帽子上少了一颗小珠子，能很快找出相似画面中的不同之处等，那么他/她的观察能力非常不错。观察力并不仅仅是眼睛好、耳朵灵的问题，而是在综合了视觉能力、听觉

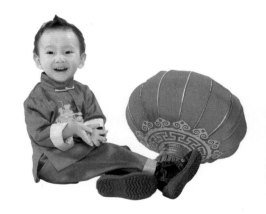

能力、触觉和嗅觉能力、方位和距离知觉能力、图形辨别能力、认识时间能力等多种能力的基础之上发展起来的，是形成智力的重要因素和智力发展的基础。

3 注意力

注意力是指人的心理活动指向和集中于某种事物的能力。如果宝宝能长时间对一件事或一个玩具保持关注而不分心、听妈妈讲话时能认真倾听、看图画总是能看得津津有味，那么宝宝的注意力很好。

幼儿时期儿童的注意力以无意注意为主，这一特点在婴儿时期更加明显，婴儿的注意力几乎全部是无意注意。由于这一特点的存在，宝宝做事特别容易"放弃"，总是不断地对其他事物产生兴趣。幼儿期的有意注意处于发展的初级阶段，水平低、稳定性差，因此依赖成人的组织和引导。

4 思维力

思维力是通过多维立体的思考找出一类事物共同的、本质的属性和事物间内在的、必然的联系方法的能力，属于理性认识。思维可分为动作思维、形象思维、抽象思维三种。比如历史上著名的曹冲称象的故事，很多大人也束手无策的称大象难题，曹冲却很容易就解决了，

这说明曹冲年龄虽小，但思维能力很强。

由于幼儿思维具体形象，不善于分析事物的内在含义，不能理解语言的寓意、转义，因此在对幼儿进行教育时，家长一定要坚持正面引导的原则，切忌讲反话，或话里有话。

5 想象力

想象力是人在已有形象的基础上，在头脑中创造出新形象的能力。想象力是人类创新的源泉。如果您的小宝宝常常能够进行角色扮演，如扮成故事里的人物做游戏，或者经常给布娃娃或小伙伴们讲绘声绘色的故事，甚至能给大人讲，并且讲述的故事里还会运用到很丰富的想象和奇妙的比喻，那么说明宝宝在想象力方面的能力不容小觑。

美国一个权威咨询机构的调查结果表明：孩子 1 岁时，想象力、创造力高达 96%，可这种情况在 7

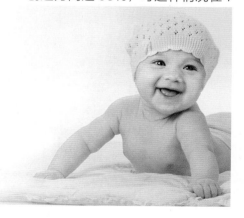

岁上学以后发生逆转，到 10 岁时，孩子丰富的想象力、创造力只剩下 4%。因此，父母在孩子很小的时候就要注意培养和训练孩子的想象力。

6 分析判断力

分析判断力是指人对事物进行剖析、分辨、单独进行观察和研究的能力。如果宝宝在做类似于找不同的游戏中能很快分析判断出相似图案之间的不同地方，或在短时间内即能找出不同于其他图案的一个图案来，那么说明宝宝十分擅长分析判断。

如果父母为孩子包办一切，无形中也降低了孩子的自主性。孩子处在无法做自己力所能及事情的状态之下，一味按照父母的指示行动，那么在这种教育状态下的孩子很难发展出自己对于事物的分析判断能力。想要培养出拥有出色分析判断力的孩子，父母首先就必须改变自己的教育观念，避免溺爱而让孩子丧失锻炼分析判断能力的机会。

7 应变能力

应变能力是指在自然环境迅速改变，事件突发时人所做出的反应，可能是本能的，也可能是经过大量思考过程后所做出的决策。这种能力同样可以体现在小孩子的身上。由于幼儿一般缺乏自主活动能力，所以这种能力一般不明显，等宝宝能自己走路和拿物时，这种能力往往能够体现出来。例如小宝宝想拿到自己想要的玩具时，如果前面有障碍物，而宝宝会很快地改变路径通过绕行来拿到玩具；或者爸爸妈妈提出一些小问题时，宝宝总是能够很快想到解决的办法，这说明宝宝的应变能力非常不错。

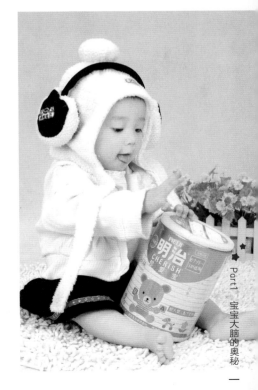

有时候我们的宝宝会针对问题，提出自己独特的想法，这时候父母一定要鼓励和肯定宝宝。让宝宝养成积极思考的习惯，这样当宝宝遇到问题的时候就会从不同的角度去思考问题，做事情也会变得更加顺利，应变能力也会得到极大提高。

0~12 个月宝宝的智力测试

宝宝出生后，爸爸妈妈除了为宝宝的健康成长担心，还有就是宝宝的智力问题。揪心的爸爸妈妈们会想尽办法来测试宝宝的智力水平，害怕宝宝智力有问题，也期待着宝宝在智力方面能够有出人意料的表现。那么现在我们可以对照以下分类问题，来做一个 0~12 个月宝宝的智力测试。

婴儿 1 个月	大 运 动：拉着手腕可以坐起，头可竖直片刻（2 秒）。 精细动作：触碰手掌，他会紧握拳头。 适应能力：眼球会跟红球过中线（稍移动即可）、听到声音会有反应。 语　　言：自己会发出细小声音。 社交行为：眼睛会跟踪走动的人。
婴儿 2 个月	大 运 动：拉着手腕可以坐起，头可竖直短时（5 秒）。 精细动作：俯卧时头可抬离床面，拨浪鼓在手中可留握片刻。 适应能力：能立刻注意大玩具。 语　　言：能发出 a、o、e 等元音。 社交行为：逗引时有反应。
婴儿 3 个月	大 运 动：俯卧时可抬头 45 度，抱直时头稳。 精细动作：两手可握在一起，拨浪鼓在手中可留握 0.5 秒。 适应能力：眼睛跟红球可转 180 度。 语　　言：笑出声。 社交行为：模样灵敏、见人会笑。

婴儿 4个月	大 运 动：俯卧时可抬头 90 度，扶腋可站片刻。 精细动作：摇动并注视拨浪鼓。 适应能力：偶然注意小珠子，找到声源。 语　　言：高声叫，咿呀作声。 社交行为：认亲人。
婴儿 5个月	大 运 动：轻拉腕部即可坐起，独坐时头身向前倾。 精细动作：抓住近处玩具。 适应能力：拿住一积木，注视另一积木。 语　　言：对人及物发声。 社交行为：见到食物兴奋。
婴儿 6个月	大 运 动：俯卧翻身。 精细动作：会撕纸，在桌上玩积木。 适应能力：两手同时拿住两块积木，玩具落地上了会找。 语　　言：听到叫名字会转头。 社交行为：自喂饼干，会找藏猫猫（手绢挡脸）的人的脸。
婴儿 7个月	大 运 动：独坐自如。 精细动作：把弄小珠子（直径约 0.5 厘米），自己取一积木，再取另一块。 适应能力：积木换手，伸手够远处玩具。 语　　言：发 da-da、ma-ma 音（并无所指）。 社交行为：有游戏反应，能分辨出生人。

婴儿 8 个月	大 运 动：双手扶物可站立。 精细动作：拇指、无名指捏住小珠子（直径 0.5 厘米）；手中拿两个积木，并试图取第三块积木（正方形，边长 2 厘米）。 适应能力：持续用手追逐玩具，有意识地摇铃。 语　　言：模仿声音。 社交行为：懂得成人面部表情。
婴儿 9 个月	大 运 动：会爬，拉双手会走。 精细动作：拇指、食指捏住小珠子。 适应能力：从杯中取出积木（正方形，边长 2 厘米），积木对敲。 语　　言：会欢迎、再见（手势）。 社交行为：表示不要。
婴儿 10 个月	大 运 动：会拉住栏杆站起身，扶住栏杆可以走。 精细动作：拇指、食指动作熟练。 适应能力：拿掉扣住积木的杯子，并玩积木；找盒内的东西。 语　　言：模仿发语声。 社交行为：懂得常见物及名称、会表示。
婴儿 11 个月	大 运 动：扶物、蹲下取物；独站片刻。 精细动作：打开包积木的纸。 适应能力：积木放入杯中；模仿推玩具小车。 语　　言：有意识地发一个字音。 社交行为：懂得"不"；模仿拍娃娃。
婴儿 12 个月	大 运 动：独自站立稳；牵一只手可以走。 精细动作：试把小珠子投入小瓶；全掌握住笔。 适应能力：盖瓶盖。 语　　言：叫妈妈、爸爸有所指；向他／她要东西知道给。 社交行为：穿衣服知道配合。

优势左脑或优势右脑
的说法不准确

现在我们很多人都知道，人脑是由左脑和右脑共同组成的，并且左右脑在功能上各有差别与优势。但是神经学家研究发现，并不存在优势右脑或优势左脑的情况，或者至少这种说法并不准确。起决定作用的是大脑活动的多种连接方式。

最新理论

科学界研究表明：左右脑分工之说是误传。

大众普遍的认知认为，条理分明和善于分析的人是左半脑支配型，而创造性和艺术性的人是右半脑支配型。但问题在于，科学从未真正支持这种说法。现在犹他大学的科学家们通过对 1000 多个大脑的分析，揭开了这个秘密。他们发现，没有证据表明人们优先使用左半脑或者右半脑。包括科学家在内的所有研究参与者，在整个实验过程当中，都在同等地使用他们的整个大脑。

美国犹他大学负责功能性磁共振成像神经外科映射服务研究的杰夫·安德森博士说，有一种误解是，与分析能力相关的一切都限于一侧大脑，而与创造力相关的一切都限于另一侧。实际上，使人类能够既进行创造又进行分析性思维的是所有大脑区域之间的联系。

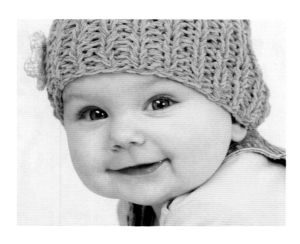

安德森的研究小组研究了年龄在 7~29 岁之间的研究对象在休息时的大脑扫描结果，他们研究了 7000 个大脑区域的活动和这些区域内部和之间的神经联系。他们发现，平均来说，大脑两侧的神经网络和连接基本是一样的。

安德森博士还说，偏好使用某一大脑区域而非其他区域来完成某些功能的现象的确存在，科学家称之为偏侧优势。例如，对大多数惯用右手的人来说，左脑参与语言（右脑同时也参与），但这并不意味着，伟大的作家或者演说家使用左脑比右脑多，或者一侧大脑的神经元更多。

研究报告的第一作者、研究生贾里德·尼尔森说："我们完全没有看到某些人整个左脑网络联系更紧密或者整个右脑网络联系更紧密的模式。"任何功能都是左右脑同时参与的，使人类能够既进行创造性又进行分析性思维的是所有脑区域之间的联系，只有所有大脑区域的连接才使人类能够从事创造性或者逻辑性活动。

那些不准确的说法

1 右脑决定了人的创造力

右脑具有很微弱的偏性，但并非只有右脑负责创造力。左右脑具有功能互补关系，即使切除一侧脑体也可以照常生活。

2 右脑功能开发比左脑开发更重要？

右脑潜能没有传说中的那么巨大，右脑开发也并不比左脑开发重要很多。一个人在思考、判断和语言应用的时候，都是协调了左右脑共同完成的，左右脑协调平衡发展是关键。婴儿时期是大脑发育最迅速的时期，但右脑潜能的开发并不比左脑重要，家长在选择早教方法的时候也应该仔细考察其基本的理念和科学基础，切勿被华丽的外衣所迷惑。

3 人类的大脑只开发了 10%，而没有开发的在右脑？

中山大学医学院神经科学研究中心的蒋斌教授介绍道，这一说法的确切来源并不明确。大多数人认为出自美国的威廉·詹姆斯之口，詹姆斯在自己的著作中说过一句："普通人只发挥了其潜在智能的 10%。"但结合上下文，他所指的不单是大脑潜能，而是更为模糊的"潜在的心智能量"，至于 10% 是怎么算出来的，詹姆斯没有给出实验依据，至今也没有科学家去严肃验证这个数字。另一个疑似来源是，20 世纪 30 年代，神经外科医生怀尔德·潘菲尔德在研究中发现，当他用电流刺激该部分大脑时，大脑皮层毫无反应，这即被认为是"未开发的 90% 部分"。当然，随着现代医学发展，如今我们明确知道，这些寂静的区域其实有其他功能。

4 人类是右脑支配型或者左脑支配型

人们左脑或者右脑支配的说法源自 20 世纪 60 年代 Roger Sperry 的研究。Sperry 对癫痫病人进行了研究，他们的大脑在治疗时被切开了脑胼胝体，因此他们的左右大脑不再相互连通。随后的研究确定了这些病人的大脑哪一部分与语言、数学、绘画或者其他功能有关。之后心理学狂热者借助这个观点，提出概念称：性格和其他人类特性是由一侧大脑控制另一侧大脑决定的。

Jeff Anderson 博士说道，在某些功能使用一个大脑区域优先于另一半大脑的倾向是真实的，这种现象被科学家称作偏侧优势。但这并不意味着，伟大的作家或者演说家更经常使用他们的左侧大脑，或者一侧大脑的神经细胞更加丰富。Anderson 在《生命科学》一书中阐述道："并非左半脑与逻辑性或者推理性的关联比右半脑更强，创造性也是如此。"

5 左撇子的人更聪明？

研究表明习惯使用左手和右手的人的智商没有区别。所谓惯用左手的人胼胝体更发达，被证明没有任何科学证据。常用的工具都是为右手设计的，惯用左手的人用起来颇不方便，自然显得笨拙一些。一个人聪明与否、是否会取得成功，绝不取决于是不是惯用左手或右手。这不仅与先天的素质有关，更多决定于后天的努力。心理学家认为：惯用左手的人在右手占主导地位的世界里承受更大的压力，压力往往成为上进的动力，这也是惯用左手的人更上进的原因之一。

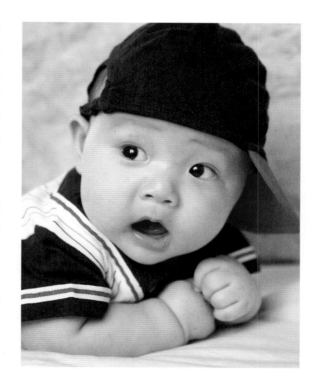

从胎儿时就开始脑力训练
真的有用吗？

历来人们对于胎教是否科学或有用的问题一直争论不休。对胎教行为认可者大有其人，认为胎教可以培育出天才，创造奇迹；而有些人则认为所谓的胎教只是一个噱头，没有科学依据，甚至对胎儿是有伤害的。在对胎儿时就开始脑力训练是否有用这个问题下结论之前，我们先来了解一点关于胎儿与幼儿大脑的知识。

胎儿的大脑

大脑是智能的物质基础。人类的大脑是一个超乎想象、无与伦比的器官。

1 神经管与叶酸

在形成胚胎的第 3 周，外胚叶的一部分会形成神经板，中间凹陷的部分会形成神经管。在这里，需要特别提醒的是，如果在神经管形成的过程中孕妇缺少叶酸的补充，那么很可能会造成神经管不能正常闭合的现象，就会出现神经管畸形的胎儿。

神经管畸形，又称神经管缺陷，是一种严重的畸形疾病。神经管就是胎儿的中枢神经系统，在胚胎的第 15 ～ 17 日开始，神经系统开始发育，至胚胎 22 日左右，神经褶的两侧开始互相靠拢，形成一个管道，称为神经管。胎儿神经管畸形主要表现为无脑儿、脑膨出、脑脊髓膜膨出、脊柱裂 / 隐性脊柱裂、唇裂及腭裂等。在 1990 年以前，我国每年会发生近十万例的神经管畸形儿，占全世界神经管畸形发生总量的四分之一之多。在大规模给孕前至怀孕后 3 个月的妇女每天增补叶酸 400 微克之后，神经管畸形的发生率下降了 70%。

叶酸是人体内参与合成碱基的关键辅因子，如果缺乏足够的叶酸，DNA 就不能顺利合成，细胞就不能正常分裂增殖，导致前、后神经孔不能闭合（神经管畸形），将会分别造成无脑畸形和脊髓裂。因此，孕妇要特别注意补充叶酸。

2 神经元与铁

大脑的神经元从胚胎第 10 周起开始分裂增殖，在第 25 周时增殖会加速。

神经元细胞是构成神经系统结构和功能的基本单位。神经元细胞伸出有很多的突起，许多连接在神经元之间短的突起称为树突，而伸到远处发出命令的则称为轴突。神经元的合成直接关系到孩子神经系统的发育。

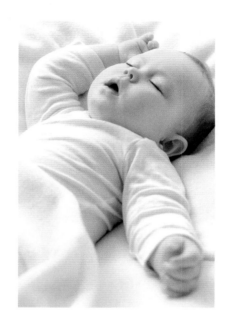

　　大脑神经元的细胞质主要是由蛋白质构成的；神经元的细胞膜与突起则主要是由 DHA（即二十二碳六烯酸，又被称为"脑黄金"）和花生四烯酸构成的。DHA 可以从鱼类中提取或用植物油合成，在合成时要用含铁的酶。而如果此时孕妇体内缺少了铁元素，那么孩子的神经系统发育很可能会受到影响。在婴儿出生后的 6 个月内其大脑神经元会迅速分裂，并且在其后不能得到补充。因此孕妇要在妊娠之前 3 个月就要开始为胎儿补充大量的铁，以供孩子神经系统发育之用。由此可见，孕妇的营养对孩子一生的智力都会产生影响。

3 听觉与记忆

　　胎儿在发育到第 20 周时会形成内耳，这时候胎儿已经开始有听力了。这时给胎儿听音乐，胎儿是无法听懂乃至欣赏的，高分贝的音乐对胎儿来说更多的是一种噪音。不过，有一点是可取的，即适量播放一些音乐是可以促进胎儿听觉细胞的发育和促进听细胞与其他细胞联网，但是应注意音乐的音量大小不宜超过一般大人的交谈声。胎儿在 28 周后开始有记忆力，这时准爸妈可给予适量的音乐胎教和语言胎教，以促进胎儿大脑皮层的发育，为以后听觉和语言的发育打下基础。但切忌影响到胎儿的正常休息而适得其反。

婴幼儿的大脑

　　在宝宝出生后的 6 个月内，其大脑神经元会快速增殖，供给营养的神经胶质细胞也在快速增殖中达到 1 万亿个。在这期间，妈妈应该坚持用母乳来喂养宝宝，母乳中的 DHA 含量是牛奶的 5 倍，更能促进宝宝神经系统的发育。而在宝宝出生 6

个月以后，其大脑的神经元增殖会开始变慢，并且在 26 个月时停止，此时神经元的数量将达到 1000 亿个，为成人的 1.5~2 倍。而大脑连接突触会在以后的时间里因应用而增加，不用就减少或消退。

在对人类从婴儿到成人时突触连接数目变化的研究中发现：婴儿在出生时，大约有 50 万亿个突触连接，这个数目相当于成人的十分之一；到了 3 岁时，突触连接的数目大约是成人的 2 倍，约 1000 万亿个，此时大脑的学习能力和智能发展最快；而到了 14 岁时，孩子的突触连接数目与成人大致相当。

宝宝大脑从受孕开始就不停地在生长，这一过程会贯穿整个人生。但是要知道，大脑的成长速度以及方式是不均匀的。在最初的 3 个月之内，由于代谢较慢，婴儿保留了一些反射动作，并开始有手眼协调的抓取动作。5~6 个月起代谢会加快，这时候宝宝开始认人，逐渐能分清生人和熟人，并开始认自己的玩具或用品。之后宝宝的大脑进一步发育，会用手势来表达语言，能认图卡，能听懂故事，并开始用声音表达自己的意愿。从生后到 4 岁是大脑发育的黄金期，过了 4 岁以后，大脑的代谢开始减慢，过多的神经连接会逐渐消亡。因为在宝宝 2~3 岁时大都是用无意注意力来接受外界的信息，必须要筛选留下有用的部分，以选择有用的部分发展其优势。

比较合理的结论

在分别对胎儿与婴幼儿大脑生理特点和发育有了一个初步的认识后，我们知道了大脑其实是从受孕开始后就不停地生长，但是需要注意的是这种成长的速度及方式并不均匀。在胎儿期我们能对胎儿直接施加的影响其实是微乎其微的，主要是通过对母体营养的补充及准妈妈情绪的调节来影响胎儿大脑的发育。但这更多的是一种避险行为，如确保孕妇在孕前补充充足的叶酸从而避免胎儿发生神经管畸形，我们没法通过过量补充叶酸来让胎儿的神经管产生超级功能。胎儿在母体子宫内处于一个相对稳定且封闭的环境，即便我们想要对胎儿大脑的发育施加影响，也只能通过影响母体来实现，并且过多的人为操作很可能会干扰到胎儿的生长，结果适得其反。现在更多的研究者倾向于对出生后的婴幼儿提供视觉、听觉、触觉等各方面的刺激，并且所产生的效果往往更加具有可重复性，这是很重要的一点。

所以，在怀孕期时我们不应过多地"打扰"胎儿，我们更应该把注意力放在对准妈妈的精心呵护与关爱中。只有准妈妈拥有了健康的身心，才更有可能生出聪明健康的宝宝。

聪明的孩子从胎儿时就养成了

胎内环境决定以后孩子的智力

　　每一对夫妻都希望能生出聪明的宝宝，为此，很多备孕夫妻在孕前就对宝宝的智力问题非常关心，希望能提早为提高宝宝的智力做好准备。那么，宝宝的智力高低究竟取决于什么？下面我们一起来了解一下对人类大脑智能起决定性作用的因素——胎内环境。

什么是胎内环境

　　在了解胎内环境之前，女性一定要先了解一下子宫，因为这是未来宝宝在母体内诞生并成长十个月的地方，只有了解其结构和生理功能，才能更好地守护孩子的健康，才有可能孕育出聪明的宝宝。

　　子宫是产生月经和孕育胎儿的器官，位于骨盆腔中央，在膀胱与直肠之间。子宫大小与年龄及生育有关，未产者约长 7.5 厘米、宽 5 厘米、厚 3 厘米。子宫可分为底、体与颈三个部分。宫腔呈倒置三角形，深约 6 厘米，上方两角为"子宫角"，通向输卵管。下端狭窄为"峡部"，长约 1 厘米。峡部在妊娠期逐渐扩展，临产时形成子宫下段。子宫是女人独有的脏器，根据现代最新医学研究成果，子宫是女人的第六脏器，即女人有六脏六腑。

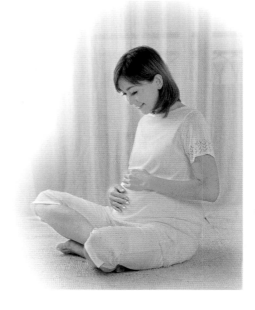

　　有研究发现，人的智商并不完全由遗传基因确定，胎宝宝在母体中孕育时便会受到重要的影响。孕妈妈的子宫环境，即胎内环境，在很大程度上决定了胎宝宝未来的智力水平。

　　美国皮茨伯格大学的合作研究小组曾经在权威杂志《Nature》上登载过一篇论文，论文指出："比起遗传因素，子宫内的环境在决定人类智能方面更加具有影响力。"

同卵双生子有共同的基因，在共同的子宫里被孕育，并且生活在同一个"家庭"里。但是同卵双生儿智商的相似不完全是由于他们共享了遗传基因和生活环境，而是胎儿期共有母体的"子宫环境"。在同一个子宫中，胎儿的脑部得到了最关键的生长发育，由此造成了双生儿之间相当的智商和相似的思维。

　　据统计，遗传基因对智力的影响占 48% 左右，其余 52% 是由环境决定的，这里的环境便包括了母体的"子宫环境"。从这也可以看出，给胎宝宝营造良好的子宫环境，对优生优孕来说，显得格外重要。备孕妈妈们从孕前就应该要注意多补充营养，远离烟酒和有毒物质、有害气体。子宫环境健康，胎宝宝健康的身体和智力发育也会赢在起跑线上。

如何营造好的胎内环境

1 孕妈妈要避免压力

　　现代诊断发现的疾病中很多都与压力有关，对于孕妇而言压力更是一个很大的问题。并且，胎儿的大脑发育与孕妈妈的压力有很密切的关系。

　　以色列希伯来医科大学通过实验证明，人体内的压力激素分泌过多会妨碍大脑的快速发育，最终压制胎儿的脑细胞生长，从而阻碍脑神经组织的发育，还会有诱发神经精神障碍的危险。并且，孕妈妈怀孕期间的压力不仅会影响胎儿日后性格的形成，还会引发日后孩子注意力缺陷，如多动症及忧郁症等疾病。

　　人体内的压力激素是由脑垂体主管并由肾上腺分泌的，脑垂体和肾上腺的过度反应会增加压力激素的分泌。胎儿在子宫内，所有的组织细胞都会活跃地分裂并生长，特别是在大脑的发育过程中更是如此。而如果压力激素分泌过剩，就会导致胎儿的细胞分化减慢。

　　因此，孕妈妈们要铭记一件事：在孕期的压力会妨碍胎儿大脑的发育。要想生出拥有聪明大脑的宝宝，孕妈妈要注意时刻调节自己的情志，给胎宝宝营造一个良好的胎内环境。

2 孕妈妈要积极预防感冒

　　怀孕后女性身体的免疫能力会有所降低，当季节变换或气温反差较大，尤其是冬季室内、室外温差较大时，孕妈妈就极易患感冒。而胎宝宝正在孕妈妈的肚子里生长发育，孕妈妈一旦患上感冒，很容易对胎宝宝造成伤害，甚至危及胎宝宝的生命。因此，孕妈妈首先要做好防寒保暖和清洁卫生的工作，积极预防孕早期感冒。如果患了感冒，也应尽量避免服用任何药物，而要多多休息和补充营养，依靠自己的抵抗力战胜疾病，让身体早日康复。

另外，感冒后，孕妈妈可多喝点开水和果汁类饮料，增加维生素 C 的摄入，以稀释身体内细菌、病毒的浓度。或在茶杯内倒入 60℃ 左右的热水，将口、鼻部置入茶杯内口，不断吸入热蒸汽，一日数次，效果也不错，休息几天感冒就会好了。如必须用药应在医生指导下酌情服用。

3 孕妈妈要避免受惊吓

一般来说，就算是普通人受到惊吓后也会引成自身很大的心理不适，造成心脏搏动加快等身体反应，如果惊吓过度，严重的更可能会导致心脏骤停等后果。对于孕妈妈和胎儿来说，孕期更是要避免受到惊吓。

怀孕后，孕妈妈的心脏搏动约为 1 分钟 70 次，而胎儿的心跳次数大概是孕妇的两倍，约为 1 分钟 140 次。而母体内的胎儿心脏是很小的，而且发育得很不健壮，相比之下其负荷就显得更多。如果孕妈妈在孕期内受到惊吓，那么带给胎儿的后果将会是很不好的。

孕妇精神状态的突然改变会使大丘脑受影响，进而引起体内肾上腺髓质激素的分泌物增加。人体的肾上腺髓质及周身交感神经都分泌去甲肾上腺素，环境剧变，交感神经系统的活动亦明显增加。两者同时增加的结果使血内去甲肾上腺素由平时的 30 微克 /100 毫升的浓度增到原来的 100 倍，心率增快，使每次心搏出血量减少，胎盘供血量亦因此减少而使胎儿缺氧，去甲肾上腺素使平滑肌收缩，进一步使血管收缩及子宫收缩，加重了缺氧，可使胎儿大脑发育受阻。

所以，孕妈妈要避免在孕期内受到惊吓。注意尽量不要看剧情过于刺激的电影，尤其是恐怖片。有的孕妈妈听说孕期看恐怖片可以给胎宝宝练胆量，这种说法是完全错误的，而且危害极大。

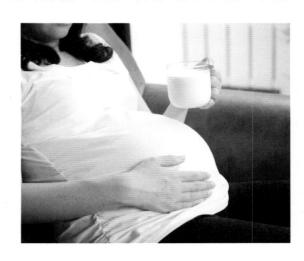

妈妈很聪明，
宝宝也非常聪明吗？

　　孩子的智力确实与遗传有很大的关系。也就是说父母的智力越高，生出来的孩子智力也可能很高。而且现在流行一种说法，即孩子的智力与母亲的智力相关性更大，妈妈很聪明，生出来的宝宝很可能也很聪明。那么这种说法是否有其科学依据呢？

智力与遗传的关系

　　人类智力到底是由什么决定的，一直以来都有围绕这方面的争论。有的人认为，智力完全是天生的，后天的教育只能增加知识，而不能提高智力；而有的人认为，智力取决于后天的教育、环境的影响。但是，大多数科学认为这两种说法都不全面。

　　目前，对于智力能否遗传，答案是十分肯定的。在现实生活中，我们也可以发现，父母智力高的，其子女智力也往往很高；而父母智力差的人，其子女的智力也很少有出众的。如有"西方音乐之父"之称的德国音乐家约翰·塞巴斯蒂安·巴赫，其父亲、祖父皆是有名的音乐家，他的哥哥则是一名出色的管风琴手。在巴赫之后，其家族从十六世纪中叶开始，一直延续到十九世纪末，三百多年中共出现了五十二位音乐家，成为德国著名的音乐世家；而我国南北朝时期的祖冲之，其儿子、孙子都是著名的机械发明家、天文学家和数学家；另外，我国唐宋时的"唐宋八大家"中有三位是父子，他们就是有"一门父子三词客，千古文章四大家"之誉的"三苏"父子，其中苏洵的长子苏轼更是宋朝文学最高成就的代表。在以上事例中，在某一方面的智力出现了家族聚集性的特点。虽然也可以用家族环境的因素来说明这一现象，但也可以直接说明智力是与遗传有明确关系的。

　　英国科学家曾对 27000 对同胞兄弟、姐妹进行调查研究，结果得出这样的结论：同卵双生者之间，智商相关系数为 0.9；异卵双生者之间为 0.82；同胞兄弟之间为0.5。之后他们又对 1500 名平均智力商数在 140 以上的儿童进行追踪调查，最后发现，这些高智商儿童长大后他们所生的子女也都是高智商者，平均智商都在 120 左右。后来，德国的学者对 10000 名儿童进行追踪调查，结果发现：父母智力为优等者，70% 的子女为优等；父母智力为劣等者，70% 的子女也是劣等。

但是，很多人也会发现这样一个现象，在历史上也有很多的天才是属于横空出世的，其父辈甚至祖上几代也都没有在某一方面取得杰出成就者，如牛顿、爱因斯坦、贝多芬等，在智力方面都没有表现出明显的家族根源。另外，通过一个为世人所熟知的例子我们也能看出问题，这就是曾经轰动一时的狼孩事件。1920 年，在印度加尔各答东北的一个名叫米德纳波尔的小城，人们常见到有一种"神秘的生物"出没于附近森林，往往是一到晚上，就有两个用四肢走路的"像人的怪物"尾随在三只大狼后面。后来人们打死了大狼，在狼窝里终于发现这两个"怪物"，原来是两个裸体的女孩，其中大的年约八岁，小的约两岁。后来这两个小女孩被送到米德纳波尔的孤儿院去抚养，但是由于长期与人类社会脱离关系，这两个狼孩的生存能力很弱，一个在第二年即死去，另一个也只活了 9 年。而且在这段时间里，她们的学习能力非常弱，其中小的孩子在 7 年的时间里只掌握了 45 个词，勉强地学了几句话，并开始朝人的生活习性迈进。如果狼孩在出生时不属于先天缺陷，则这一事例说明：人类的知识与才能不是天赋的，直立行走和言语也并非天生的本能。这件事情对科学家研究人类的智力产生了非常重要的影响。

孩子到底能遗传父母的多少智商其实是没有非常准确的数据。在 1994 年，

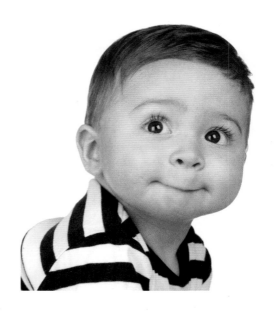

美国哈佛大学的两位博士在出版的畅销书《The Bell Curve》上阐述了智能指数的观点，该书曾因认可了某些种族（亚裔和犹太裔）的平均智商测试结果要高于其他种族的理论，从而引起了广泛争议，甚至他们研究后认为人的智商约有 80% 是遗传下来的。但是之后英国的一本国际性科研期刊《自然》登载了一篇论文来反对他们的主张。美国皮茨伯格大学的合作研究小组发表的一篇论文提出："遗传因素决定人类智商的概率只有 48%。"直到现在，脑科学家们也只能大致得出，孩子智商有 40%~60% 是遗传下来的，也就是说，孩子智商的高低约一半是与遗传相关的，另外的则由后天的教育、环境等决定。当然，40%~60% 这个比例已经非常高了，足以说明遗传是人类智商高低的一个非常

重要的因素。

但是，在这里还要着重强调一点：遗传只能决定能影响孩子智力的遗传物质，即 DNA 与 RNA，不能说明遗传对智商起决定作用。人类智商其实是一个很难量化的概念，现代各种智力评测手段也并不十分准确，而且很多智商测试"存在根本性缺陷"。智商与孩子后天是否能取得事业上的成就更是没有太大的相关性，甚至很多社会学家认为，与智商相比，能在人生中取得较大成就的人，其本身具有的情商、逆商有时显得更为重要。

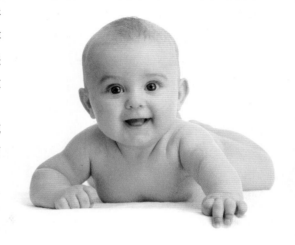

父母双方的作用

现在，很多人或许听到过这样一种说法：妈妈很聪明，生出的孩子一定也很聪明。社会上之所以会流传这种说法，是因为在近代生物学的研究下发现，决定人类智商的八对基因全部存在于 X 染色体上，而男性后代的性染色体是 XY，其中 X 染色体来自于他的母亲，因此得出男性智商的遗传完全来自己母亲的这一结论而女性后代的性染色体则是 XX，其中有一条 X 染色体是来自父亲的，所以女性后代的智商就受到父母双方遗传的共同影响。

基于这种说法，很多人甚至以此解释了男性与女性在智商分布方面的差异性：认为因为女生智商受到父母双方的影响，具有平均效应，因此她们的分布会呈现正态分布，就是中间多两边少的情况；而男生则不同，男生因为是完全只受母亲一方影响，所以男生智商分布的方差更大，也就是说，天才中男生比较多，但同时，蠢材之中也是男生特别多。但是，这种说法只是由社会统计学推导而来，并且并不具备代表性。如果由较为严谨的数学方差来进行推导，是很容易推翻以上结论的。或者，我们可以直接说明一个简单的问题：假定男生智商的方差更大，那么，意味着父亲的智商方差要大于母亲，而儿子的智商又只来自母亲的遗传，那么儿子的方差不可能大于女儿的方差，这和最开始的假设相矛盾。之所以这种自 1972 年以来提出的并不科学的说法流传甚广，是因为那时基因测序还没有出现，科学工作者只是通过统计男女智商差异而得出结论，不具有科学性。

但是，随着现代科学的快速发展，特别是生命科学的极大进步，这种说法又是否可以被证明呢？英国杂志《自然综述遗传学》在 2005 年第 6 期杂志上的文章《X 染色体的智力影响（X-linked mental retardation）》指出，X 染色体上的近千个蛋白质编码基因里至少有 40% 都在大脑里表达，这个比例要高于常染色体，更远远超过 Y 染色体。这也就是说，X 染色体对大脑的发育和智力水平的确有很大的影响。但是，美国的科学家指出，母亲与儿子的智商相关度与父亲对儿子的智商影响差值不足 10%，这么小的差距并不足以从根本上说明母亲的智力对孩子有本质的影响。同时，基因的分裂和遗传是十分复杂的过程，在代代相传的过程中，孩子如何继承父母的基因也有一定的随机性，所以天才也是一门"概率学"。

　　智力的影响因素是十分复杂的，而从遗传学的角度来说，染色体是如何分裂的也充满着"神秘感"。所以，智力的影响因素既有先天因素，也有后天因素，至于哪一种因素会占据上风，目前在科学界还未做出肯定的回答，也就更谈不上子女后代的智商为父母双方的哪一方所决定这样的问题。不过，就像美国著名心理学家沃特森所说，无论出生的孩子天资怎样，只要在适当的环境中加以培养，就能成为具有卓越才能的人，读过"孟母三迁"故事的人相信也能知道这一点。

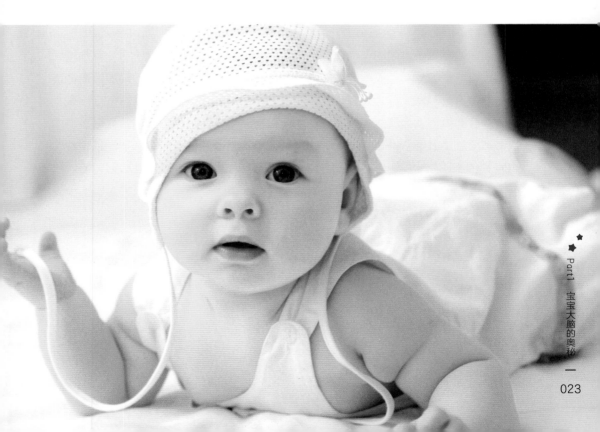

优生优育的宝宝
智商会更高

在现代社会，随着社会经济的高速发展，物质条件已基本能满足人们日常生活的需要，人们多数已不再为日常的吃穿发愁。但是，中国是世界上第一人口大国，很多其他的资源人均分配率并不高，比如现今比较突出的教育资源。现在更多的父母越来越注重加大对孩子教育上的投入，这不仅体现在提倡少生上，更体现在注重优生优育上。

什么是优生优育

优生是婚姻和家庭最重要的问题，是利用遗传学原理来保证子代有正常生存能力的科学。优生最早起源于英国，意思为"健康遗传"，主要是研究如何用有效手段降低胎儿缺陷发生率。

目前，影响孕育孩子大脑智力的因素有很多，如遗传、营养、环境、疾病、药物等，但是这些因素对孩子大脑的影响是一种综合作用，稍有不注意，其中某一或几种因素就会毁掉孩子的大脑。很多的遗传性疾病，比如多发且危害较大的猫叫综合征、克兰法勒综合征、杜氏综合征等，这些疾病一旦在婚前或孕前没有及时排查出来，那么这些疾病很可能会造成对孩子大脑的损害。如没有在婚前或孕前为有可疑临床表现者做染色体核型分析，那么生下的孩子很可能会遗传有猫叫综合征，患这种疾病的孩子会出现猫叫样哭声、特殊面容、智力低下、智力发育迟缓、生长发育落后，并且多伴发先天性心脏病等。像这种未提前做好优生优育措施而导致患有遗传性疾病的孩子来说，往往连基本的身体健康都无法保证，更何谈拥有一个聪明健康的大脑。

所以，在21世纪的今天，优生优育已经是保证生育的孩子聪明健康的必不可少的手段。现如今所提倡的优生优育所包含的内容是多种多样的，包括要优选配偶、提前接受婚前检查、提前接受孕前检查、选择最佳生育年龄、接受遗传咨询与了解胎儿健康状况、做好孕期保健、进行定期产前检查、保持良好的心情等广泛的内容。

据有关报道：南美哥伦比亚的哈脱村，是世界有名的美人村，那里不仅女子长得美丽，男子也非常英俊，就连老人也眉清目秀、形体优美。为什么哈脱村能得天独厚皆是美人呢？据说从他们祖上到现在，定下了一个婚配规定："男子娶妻千里外，女子出嫁超千里"。这其实就是一种优生的方法。如果通婚圈太小的男女，双方尽管没有亲缘关系，但是代代相互通婚，后代体内携带的相同基因也会越来越多，科学上称之为"遗传因子的纯合化"。遗传因子纯合化程度提高，会带来遗传病发病率的上升。而两个在血缘上没有关系而在地理上又相隔甚远的男女婚配，基因纯合的机会少，所以患隐性遗传病的后代也少，而且孩子的体质、天赋也会明显优于父母。越来越多的事实证明，不同种族、不同

地区的人互相婚配，其后代比父母更聪明、更健美。又比如著名的有"两浙第一世家"之称的钱氏家族，自五代吴越国以来延绵千年而人才辈出，特别是在近代这个家族里出现了不少各方面学科的大家。钱氏家族有一本著名的《钱氏家训》，里面有一句是这样的："娶媳求淑女，勿计妆奁；嫁女择佳婿，勿慕富贵。"这也是一种优生优育的提倡，不以妆奁宝贵为标准来择取结婚的对象，而以女方贤淑与否、男方才华的高低来作为选择的方法，在很大程度上保证了钱氏家族能够基因优良、人才辈出，成就千年世族大家的蔚然传奇。

但是，我们在现在还是能够发现很多这样的例子，比如在中国的广大农村

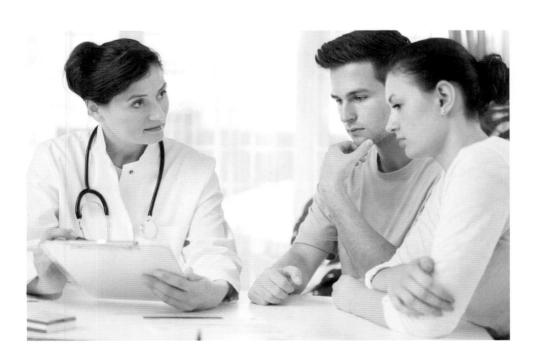

地区还很盛行亲上加亲这样的风俗，认为近亲结婚能够加强家族成员之间的感情、壮大家族在当地的影响力及保持本家族血统的纯正等。实际上这种做法危害甚大，近亲结婚的坏处非常多，近亲结婚的胎儿常因各种怪病导致夭折。而一般的人在没有进行婚检的情况下又是近亲结婚，很难保证基因里面的各种疾病基因不会传给下一代，导致下一代因基因问题过早死亡。通常我们所熟知的白化病、血友病等，在近亲结婚的后代里面普遍存在。遗传物质只能在血缘关系的成员中传递，受累个体可能在受精卵时期即已获得致病基因，并且保持终生。近亲之间的基因因相似度高，隐性遗传被显性化的概率就高。近亲结婚怀孕后，基因大多可能在胚胎已经发挥了致畸的作用。近亲结婚的危害还表现在遗传病患者大多在母体内即已患病，很多遗传病患者在出生前或出生之时就有明显症状或畸形。虽然现在的科技能在孕期就检测出胎儿的身体情况，但是这种情况仍然无法避免。

怎样做好优生优育

1 要尽量优选配偶

在尽可能的条件下，应该注意选择血型匹配、性格协调、知识相当、年龄合适的配偶。为了减少遗传病的发生，首先要特别注意避免与直系血亲或三代以内的旁系血亲结婚。在日常生活中，经常可以遇见表兄妹感情好而结婚的情况，这样生下的婴儿患先天性遗传性疾病的风险很大。此外，从医学上看，最佳结婚年龄男方应为 25 ~ 27 岁，女方为 23 ~ 25 岁，因为最佳结婚年龄和最佳生育年龄是相连的，一旦结婚就意味着有生育的可能。据统计，新婚夫妇如不采取避孕措施，约有 80% 以上的妇女在婚后一年内会受孕。过早或过晚结婚也就意味着过早或过晚生育，这两者对于生一个聪明、健康的孩子，都是不利的。

聪明的孩子从胎儿时就养成了

2 接受婚前、孕前检查

在男女双方有意结合时，应注意让男女双方有一个互相了解健康状况的机会，了解彼此患过什么病、有无遗传病史等，避免遗传病传给后代。同时，又可以对被检查者进行性知识教育、婚后的生育安排、避孕方法指导。这样做有利于夫妇婚后感情和睦，建立美满的家庭，有利于后代的健康。

另外，如果男女双方已经结婚，并且结婚前没有进行婚前检查，那么进行孕前检查则必不可少，这是优生优育非常重要的一关。孕前检查不同于常规体检，主要是针对生殖系统和遗传因素所做的检查。夫妻双方都要做相关检查，因为健康的宝宝首先必须是健康精子和卵子结合的结晶，所以男士孕前检查和女士一样重要。孕前检查最好在怀孕前 3 ~ 6 个月做。要想生一个健康的孩子，孕前检查非常重要。

3 选择最佳生育年龄

国内外大量研究表明，男女青年生命力旺盛的时期为 25 ~ 29 岁。一般认为，这是生育的最佳年龄。这与我国政府提倡晚婚、晚育是一致的。生育过早，女性的全身器官，尤其是生殖器官和骨盆还处于发育阶段，尚未完全成熟，妊娠和分娩的额外负担对母子双方的健康均不利，难产或造成一些并发症和后遗症的可能性大；生育过晚，年龄超过 35 岁，妊娠、分娩过程中会发生一些并发症，如宫缩乏力、产程延长、产后出血等。此外，35 岁以后，卵巢功能开始衰退，容易造成流产、死胎、畸胎等。同时，临床认为，男性的最佳生育年龄在 25~35 岁，因为这时的男人大多体力和精力充沛，精子质量和活性也是最好的时候。而随着男性年龄的增加，其精子活力也会逐步下降，源于精子的染色体突变造成的胎儿先天疾病发生率也会有所增加。精子活力随着男性年龄增长而逐步下降，这已经是学界的共识了。

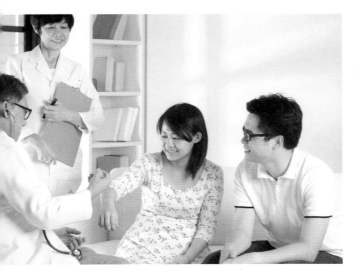

4 做好孕期保健

做到"衣宜宽、味宜淡、行须缓、居宜安"的最优母体护理。保持身心健康，重视生活调理，不但能使孕妇本身顺利度过孕产期，而且还能为胎儿创造生长发育的良好环境。所以，在孕期应该加强营养，实行劳逸结合，注意个人卫生，保持心情愉快，并应节制性生活。此外，尚须牢记"妊娠四忌"：预防感染；严禁烟酒；避免接触有害物质；切忌滥用药物。

5 进行定期产前检查

另外，已经处于孕期的孕妈妈要定期去医院做产前检查。胎内环境是时刻处于变化之中的，稍有不慎也会导致出现严重的后果。通过产前检查，医务人员可以掌握孕妇的妊娠情况，并进行保健和优生咨询活动。在产前检查中，医务人员用常规和最新的检查方法监测胎儿的情况，以便决定将来的分娩方式和是否应该终止妊娠，避免难产或使畸形儿、痴呆儿及有严重的先天性缺陷的婴儿出生。定期产前检查一般在停经第 6 周后开始，首先确定是否真正怀孕。第二次检查是在妊娠的第 12 周，以后每月检查 1 次；到怀孕 30 周以后，每月检查 2 次；第 36 周以后，应每周检查 1 次。如

发现异常情况，应在医生指定的时间，接受产前检查。

6 怀孕前后要调节好情志

由于孩子是在孕妈妈的身体里孕育出来的，母体情绪的波动产生的各种变化会通过孕妇的身体对胎儿产生影响。目前，根据临床研究发现，孕妇在怀孕 4~10 周情绪过度不安，可能导致胎儿口唇畸变、出现腭裂性兔唇。孕妇精神状态的突然变化，如惊吓、恐惧、忧伤或其他原因引起的精神过度紧张，能使大脑皮层与内脏之间的平衡关系失调，引起循环系统功能紊乱，导致胎盘早期剥离，甚至造成胎儿死亡。此外，当情绪不安时，胎动次数会较平常多三倍，甚至高达正常的十倍，如胎儿长期不安、体力消耗过多，出生时往往会比一般婴儿体重轻一千克左右，如孕妇与人争吵后三周内情绪一直不能平复下来，其胎动次数会较之前增加一倍。怀孕期的情绪长期受到压抑，婴儿出生后往往出现身体功能失调，特别是消化系统功能特别容易出现紊乱。再者，准妈妈的情绪起伏会刺激神经系统分泌不同的激素，透过血液进入胎儿体内，从而影响宝宝的身心健康。

后天的环境与教育
对宝宝的智力影响很大

　　在前面的内容我们已经说过，影响人类智力的因素有很多，其中遗传因素是一大原因，是属于先天的因素，我们对此所能做出的干扰少之又少。但是我们在前面的内容里也同时强调了遗传对智力的影响并不具有决定性作用，孩子出生后，后天的环境与教育对其以后智力的影响也非常重要。

后天环境与教育的重要性

　　1959 年，时年 12 岁的罗杰·科恩伯格前往瑞典首都斯德哥尔摩，亲眼见证了 1959 年度诺贝尔医学或生理学奖颁奖实况，获奖者正是他的父亲阿瑟·科恩伯格。而在 2006 年，罗杰·科恩伯格因其对"真核转录的分子基础所做的研究"而荣获 2006 年诺贝尔化学奖。由此，罗杰·科恩伯格与其父亲阿瑟·科恩伯格成为诺贝尔奖得主历史上的第六对"父子兵"。但是，在 1959 年他父亲半夜接到来自瑞典首都斯德哥尔摩的获奖通知时，时年 12 岁的罗杰·科恩伯格并不以为然，他还抱怨他父亲因情绪过于激动而打扰了他睡觉。但是等他醒来后，发现房间里满地的用于庆祝的彩色纸卷后，才完全明白了父亲获得诺贝尔医学或生理学奖这件事的重大意义。最终，罗杰·科恩伯格也走上了科学研究的道路，而且他同父亲的科学研究领域存在颇多相似之处，并且都取得了举世瞩目的成就。

　　在历史上，一个家庭之中，或者一个家族之内这样的事例不胜枚举。比如我国近代人才辈出的钱氏家族，近代以来更是出现人才井喷现象，像钱学森、钱伟长、钱三强、钱穆、钱钟书等众多文坛硕儒、科学巨擘、国学大师，都出自这个"千年名门望族，两浙第一世家"。钱氏家族之所以能出现众多的人才，在于钱氏子孙大都继承了一笔宝贵的精神财富——《钱氏家训》。《钱氏家训》是吴越国的创立者钱镠为后世子孙所订立的，是一本影响重大的传世训言。钱氏家训以儒家"修身，齐家，治国，平天下"的道德理想为据，内容涵盖个人、家庭、社会和国家四个方面，对子孙立身处世、持家治业的思想行为做了全面的规范和教诲。《钱氏家训》对钱氏子孙所起的教育作用实在不可小觑。

由此我们可以看出，人才的出现是与后天的环境与教育有十分重大的关系的。先天遗传因素对孩子的智力固然能起到很大的作用，但拥有高智商并不等于能成长为合格人才。毕竟我们教育和培养孩子的最终目的是使之成材，而不是让我们的孩子成为一个空有聪明脑袋却终其一生毫无建树的人。如果出现这种结果，那么一定是我们教育的失败。

现在的父母有很多是抱着特殊的目的对孩子进行教育和培养的，他们无不希望自己的孩子在某个方面是天才，进而按照自己的想法进行刻意引导，甚至强行灌输孩子们不感兴趣的知识，强迫孩子把时间浪费在他们眼中所谓的"天赋"上。

我曾经看过一档有关大脑智力比拼的电视节目，并且注意到其中一个孩子，

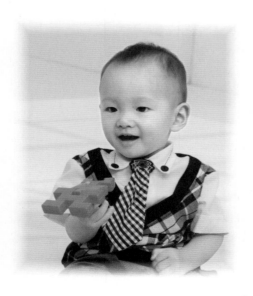

或许他的故事能引发我们更多地对培养天才这件事情的思考。这个孩子由父亲带领着来参加节目，这个孩子在数字记忆方面的天赋极高，拥有非常出色的脑力。每次比赛时，他的父亲都会坐在节目现场的台下给他加油鼓气。在与多位脑力选手进行智力比拼后，他杀退对手，一次又一次在晋级台上收获众人惊异的目光和称赞的掌声。最终，他被选中代表国家与外国脑力选手进行比赛，他在现场比赛的过程中一如既往地出色，完成任务的速度让人惊叹。只是很少有人注意到他在完成任务的过程中略显紧张。在现场的比赛中，他的对手比他慢了很多，按照规则验证答案将从用时长的一方开始。所有人都认为这个孩子稳操胜券了，因为他从来没有让大家失望过。当对手的答案验证到最后一个，并且宣告答案正确时，这个孩子却突然在节目现场失声痛哭，并呻吟般地从嘴里重复道："我做错了！我把位置放错了！"导致节目方一时无措，赶紧请他的父亲上台来安抚他。父亲费了很大的劲才让他情绪安定下来，并继续录制节目。最后验证出来的结果却是这个孩子全部答对，并没有错误。那么为什么这个有着聪明大脑的孩子会在节目录制的紧要关头，并且在有众多观众观看的情况下出现情绪崩溃的一幕呢？

事后有人专门就此事采访了这个孩子的父亲，父亲的讲述为我们揭开了谜底。原来，这位父亲小的时候也非常聪明，是大家眼中的神童，可是由于他生活的时代特殊性导致他没有机会实现他自己的梦想，等到儿子出生后他便很自然地把这种愿望寄托在了自己的孩子身上，一心一意要把孩子打造成天才。为此，父亲从小就训练他各方面的能力，对他生活的方方面面都有严格的规定，包括孩子的休息、娱乐都是向父亲申请的。孩子从小听得最多的话就是来自父亲的那句"我能行"！所以在节目里，当验证到对手的最后一个答案时，他意识到自己的答案

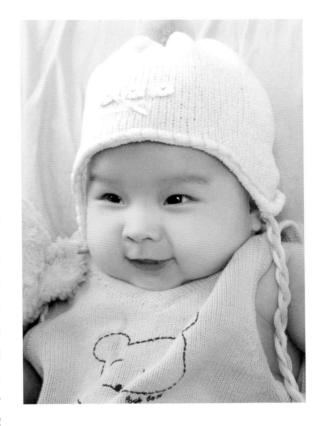

是错的，自己要输掉这场比赛了。结果却是由于他太过于看重输赢导致他自认为自己的答案是错的，事实是他最后赢得了比赛。当他赢得比赛后，主持人问他想要什么奖励时，孩子却说他想让爸爸给他放一天假，他想和小伙伴去打球。当时这个场景我记忆犹新，毫无疑问，这个孩子是非常聪明的，可是作为观众的我们都可以看得出来他并不幸福。对于这种以牺牲孩子童年幸福为代价而进行的教育应该引起我们的反思。

什么是好的环境与教育

1 好的家庭环境

一个好的家庭环境与教育，是孩子出生之后智力能否继续增长的关键因素。在人类个体出生后的一段时期内表明，智力测验分数约在14岁以前是直线上升的，此后开始逐渐缓慢，约在26岁左右停止增长，26～36岁间基本上保持不变，称为智力的高原期。当然，关于智商的变化与年龄增长的关系历来存在很多假说。早在20世纪30年代，美国动物心理学开创者、心理学联结主义的建立者和教育心理学体系的创始人桑代克曾绘制过学习能力与年龄的关系曲线，他特别指出：人类的学习能力到23岁左右达到最高峰，一直到45岁，学习能力并不低于17～18岁的学生，但45岁以后，学习能力就显著下降。另外，还有宾特纳的智力生长说，他认为从出生到5岁，智力增长最快，5～10岁智力增长虽不及前5年迅速，但发展仍是持续上升的，10～15岁智力增长速度减缓，16～18岁智力测验已不再发现有增大的现象。

我们在这里先不论以上关于智力增长的假说哪个更为准确，但有一点是可以确定的，那就是人类的智商大致在十五六岁之前增长最快，到二十五六岁之后很长一段时间内会维持稳定，直到四十五六岁时开始衰退。所以从这些规律中，我们可以看出家庭对于孩子智力增长的重要性，因为孩子十五六岁之前大多是在自己家庭这个小环境里成长起来的，可知一个家庭所塑造的环境与教育对孩子智力的影响是何其之大。

家庭对于孩子的影响将是多方面的，并且很多影响会伴随其一生。我们常说"有其父必有其子"，说的就是这种父母在孩子身上施加的影响。如父母教养比较民主，则孩子大多表现出独立、大胆、机灵的特点，并且善于与别人交往协作，有独到的分析思考能力；而如果父母过于严厉，经常打骂，则会造成孩子顽固、冷酷无情、倔强的性格，并会出现缺乏自信心及自尊心的表现。社会科学家研究家庭与孩子智力关系后指出：母亲受过中等以上的教育，其孩子发生智力障碍的较为少见；工作顺利、人际关系好的父母，子女的智商较高；家庭幸福、和睦、健全，儿童受到良好影响，将会促进智力发育；智商高的儿童，有75%以上在生活中没有意外。这都说明了家庭对于孩子智力有很重要的影响。

另外，法国科学家曾经做过这样一个实验，也很能说明家庭环境对孩子智力的影响。这个实验研究被了中上阶层家庭收养的孩子与社会经济地位较低的家庭中出生的孩子在智力上的差别，并将这些孩子与他们未被收养的兄弟姐妹进行比较。结果显示，被收养的孩子在两项测试中测得的智商分别是 107 分和 111 分，而他们未被收养的同胞兄弟姐妹在两项测试中测得的智商平均数为 95 分。因此我们得出结论，与在较低社会阶层环境中成长相比，在中上阶层环境成长能够为智商贡献 12~16 分。被收养的孩子与其未被收养的兄弟姐妹相比学习成绩也有很大的差别，被中上阶层家庭收养的孩子考试不及格率只有 13%，而他们未被收养的兄弟姐妹考试不及格率高达 56%。

所以父母们要特别注意给自己的孩子打造一个良好的家庭环境，并重视对孩子的家庭教育。哪怕在没有很好的物质条件的情况下，也要尽量打造一个有利于孩子智力增长的好环境。

2 好的家庭教育

8 岁以前孩子智力水平已达到成人的 80%。影响孩子智力的原因有先天性和后天性因素。先天素质是指与生俱来的某些生理特点，它是孩子智力发展的生物学前提。智力又在后天的生活实践中形成和发展，环境和教育因素为智力发展提供了决定性条件。儿童的家庭环境极大地影响儿童智力发展水平，这其中非常重要的一点则是要重视家庭教育。

通常认为家庭教育是在家庭生活中，由家长（其中首先是父母）对其子女实施的教育，即家长有意识地通过自己的言传身教和家庭生活实践，对子女施以一定教育影响的社会活动。总体来说，目前中国人对家庭教育的重视程度普通不高，这既有中国近代政治原因所造成的传统文化严重断层的因素，也有近代改革开放后所形成的狭隘的物质观对原本经济条件长期处于落后面貌的中国民众所造成的巨大冲击。原本很多的父母自身就没有条件接受到很好的系统教育，也就很难奢求他们能做好对子女的家庭教育。而现代的学校教育大都是一种填鸭模式的刻板行为，有时甚至沦为一种市场化的商业行为，很难想象这样的教育能让我们的孩子的智力得到全面的开发和增长，更多的是培养了难以计数的考试机器，这些孩子走上社会以后大多数也只会成为马尔库塞所说的单向面的人，成为维持现代物质社会的一颗螺丝钉。

家庭教育与家庭环境一样是可以刻意进行打造的，而且家庭教育与家庭环境相对拥有更多的主观能动性和操作性，如德国大诗人、剧作家歌德的成才，就得力于家庭的早期教育。歌德在 2~3 岁时，父亲就抱他到郊外野游，观察自然，培养歌德的观察能力；3~4 岁时，父亲教他唱歌、背歌谣、讲童话故事，并有意让他在众人面前讲演，培养他的口语能力。这些有意识的教育，使歌德从小乐观向上，乐于思索，善于学习。歌德 8 岁时能用法、德、英、意大利、拉丁、希腊语阅读各种书籍，14 岁写剧本，25 岁用一个多月的时间完成了闻名于欧洲的诗歌《少年维特的烦恼》。又如，我国著名的作家、翻译家杨绛先生小的时候很是淘气，也不爱读书。她的父亲是著名的学者、法学家杨荫杭，小时候的杨绛每每觉得父亲说话总是入情入理、出口成章，在《申报》上写文章也总是能妙笔生花，这让小小年纪的杨绛感到十分佩服，于是便问父亲是怎么办到的，父亲只笑着说："没有什么秘诀，只是多看书罢了。"杨绛自此便喜欢上了读书，长大后果然成为了一名远近闻名的才女。

　　另外强调一点，幼儿在 5 岁以前是智力发展最迅速的时期，也是进行早期智力开发的最佳时期，如果家长在这个时期实施良好的家庭教育，将会使孩子早期的智力得到很大的发展。

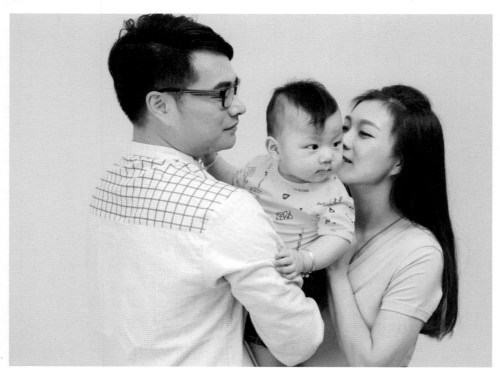

与成为天才相比，
宝宝快乐地成长更重要

人生不是比赛，对孩子的培养不能急于求成。每个孩子生下来都是一个独特的个体，有着各自不同的天性禀赋。另外，高智商也并不意味着孩子必然会在以后的人生中获得某方面的成功。对孩子的培养要因材施教、顺势利导，切不可拔苗助长，聪明的大脑更不能以牺牲孩子童年的快乐为代价来换取。

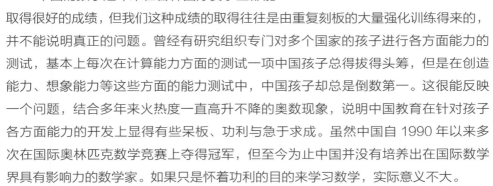

之所以要强调孩子的感受，是因为这将与孩子的情商有关。

中国的孩子近年来在各种国际赛事上都能取得很好的成绩，但我们这种成绩的取得往往是由重复刻板的大量强化训练得来的，并不能说明真正的问题。曾经有研究组织专门对多个国家的孩子进行各方面能力的测试，基本上每次在计算能力方面的测试一项中国孩子总得拔得头筹，但是在创造能力、想象能力等这些方面的能力测试中，中国孩子却总是倒数第一。这很能反映一个问题，结合多年来火热度一直高升不降的奥数现象，说明中国教育在针对孩子各方面能力的开发上显得有些呆板、功利与急于求成。虽然中国自 1990 年以来多次在国际奥林匹克数学竞赛上夺得冠军，但至今为止中国并没有培养出在国际数学界具有影响力的数学家。如果只是怀着功利的目的来学习数学，实际意义不大。

天才们并不因为拥有高智商的大脑而比常人快乐，有时候高智商反而给他们带来困扰。正如美国著名作家海明威所说的那样："聪明人的快乐，是我所知道的最稀少的东西。"

在 1926 年美国著名心理学家刘易斯·特尔曼曾经做过一项名为"白蚁儿童"的研究工作，他遍寻加利福尼亚州各学校，寻找精英中的精英，最终选中了 1500 名智商在 140 分以上的学生——其中有 80 人的智商在 170 以上。这群儿童被称为"白蚁"（Termites），而他们生活中的起起落落直到今天仍在被人研究。

刘易斯·特尔曼持续对这些高智商儿童进行追踪研究，"白蚁"儿童成年步入社会后的平均薪水已经是白领平均薪水的2倍。但并不是所有人都达到了特尔曼的期望——有很多人选择了比较"低下"的职位，如警察、船员、打字员等。因此，特尔曼总结道："智力和成就之间没有太大联系。"另外一个常见的抱怨往往出现在学生汇集的酒吧和网络论坛上——聪明的人对这个世界的黑暗面看得更加清楚。大多数的常人由于眼界所限，没有感受那些恐惧，而聪明人却时刻保持清醒，为人类的现状感到痛苦，或是为其他人的愚蠢感到悲愤。

有趣的是，研究发现，持续的担忧也许是高智商的征兆。加拿大麦克埃文大学的亚历山大·潘尼教授曾就各种各样的话题对学校里的学生进行了采访，

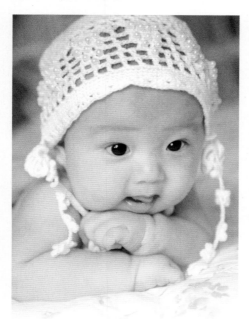

他发现那些智商更高的学生的确更容易感到焦虑。而有趣的是，他们的大多数烦恼都是平凡的日常琐事。高智商学生更可能重复一段令人尴尬的对话，而不是问一些"大问题"。"这并不是说他们的担忧就更加深刻，而是他们担忧的东西更多，担忧的程度也更深。"潘尼说道，"如果某件消极的事情发生了，他们就会比别人想得更多。"

在这里，我们提倡，与其过于重视孩子智商的高低，不如提倡另一种更有现实意义的说法——智慧。智慧与智商相比更多地包含了情商及其他层面的因素，用智慧来衡量一个人也许更加全面可靠。很多高智商的人在现实中却是表现为情商、逆商很低，他们把自己拥有的优势变成了制约自身向前发展的不利因素，无法认识到自己的不足，终其一生都活在自己的高智商光环之下，结果在很多时候被自己的高智商蒙蔽了理智，从而做出了错误的决策。历史上有很多天才只是因为无法摆脱给自身编织的心理困扰而走上自我毁灭之路，这样的例子太多了。苏格拉底说过："最智慧的人也许正是那些能承认自己一无所知的人。"当有一天，我们不再单纯地以拥有高智商而自鸣得意，当我们终于肯安静下来认真审视自己的内心时，才发现自己有了那么一点智慧。我们对于孩子的教育未尝不应该如此：快乐地成长，方能获得无上智慧。

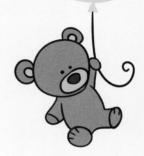

Part2

生出聪明宝宝之备孕篇

备孕是指女性或其家人对优孕所做的前提准备，孕前调理分为"身"、"心"两方面。中医强调五脏六腑要协调、阴阳平衡，不可过与不及，气血须充足，如准妈妈要多吃叶酸，准爸爸要多吃富含锌的食物等。备孕是优孕的关键，却往往最容易被忽略。与意外惊喜相比，期待中的宝贝则是父母爱的结晶、情的延续、灵的升华，恰当的孕前准备能让孩子决胜在起跑线上，孕前点点滴滴的付出和努力能无限扩大到孩子的未来上。

孕前必要的
心理准备不可少

怀孕后孕妈妈的情绪和心情会直接影响胎儿的发育，因此夫妻双方在怀孕前就应该做好心理准备，并达成共识，这样才能为胎儿提供良好的生长发育环境。

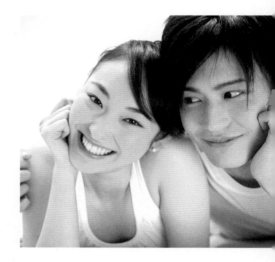

对怀孕保持积极心态

一般的夫妇认为结婚后孕育小宝宝是理所当然的事，但有些年轻夫妇在并没有做好当父母的心理准备时，得知怀孕消息，双方都乱了手脚，甚至感到惊恐，不知道究竟该生下孩子还是选择堕胎。其实，即使意外怀孕，也应该愉快地接受事实。丈夫应该帮助妻子顺利度过怀孕期，夫妻间和睦相处，为宝宝的发育创造温馨的家庭气氛。

有些年轻夫妇暂时还没有孕育宝宝的计划，但又没有采取避孕措施，妻子怀孕后，夫妻对孩子的"去留"问题始终犹豫不决，如果这种矛盾心态不尽快调整，肯定会影响胎儿发育；有些夫妻对怀孕持排斥态度，觉得怀孕会影响两人的生活质量，妻子一旦怀孕，情绪就会变得很压抑；有些甚至只偏爱男孩或女孩，甚至有些夫妻仅仅为了维持夫妻关系或弥补精神上的空虚而怀孕。以上这些例子都是不顾胎儿健康的受孕心理。所以，我们提倡怀孕前就应该做好各种准备，顺其自然地怀孕，并接受怀孕的事实。

孕妇心态对胎儿的影响：良好的心态、融洽的感情是幸福美满的家庭的一个主要条件，也是孕妇达到优孕优生的重要条件。专家提示，心态良好的情况下，受精卵就会"安然舒适"地在子宫内发育成长，生下的孩子就更健康、聪慧。现代医学、心理学研究证明：母亲孕期的心理状态，如恐惧、紧张、悲伤、忧愁、抑郁、狂喜等，均在一定程度上影响胎儿的正常成长和健康发育。

摒弃不健康的孕前心理

1 摒弃求子心切的焦急心理

女性朋友在备孕阶段会因害怕不能正常受孕使心理压力增大，导致过度焦虑，致使孕育宝宝成了大难题。焦虑心理会影响体内激素水平，导致身体机能发生不正常的变化，反而不利于正常受孕。如果备孕妈妈一直处于焦虑抑郁的状态之中，应该积极调节紧张情绪，比如参加一些比较舒缓的瑜伽课程，通过运动调节心情，或是找时间外出旅游，让心情真正平静下来。焦虑抑郁的情绪不但使女性朋友不易受孕，即便受孕也会影响卵子质量，不利于胎宝宝的健康生长发育。

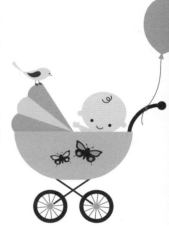

2 摒弃长期不孕的紧张心理

长时间没要上宝宝，有些备孕妈妈便会开始怀疑自己得了不孕症，使心情处于极度紧张的状态。但是精神过度紧张会诱发心理障碍，导致内分泌功能紊乱、排卵障碍，形成越想怀孕越难以怀孕的局面。备孕妈妈们可以进行心理暗示，提醒自己"不孕"只是暂时现象。即便长时间不孕，你应该做的也不是自己怀疑自己患有不孕症，而是应该到医院做一个全面系统的检查，确诊究竟是生理障碍还是心理障碍导致的不孕，请医生对症治疗。

3 摒弃讳疾忌医的心理

女性朋友长时间备孕，却一直没传来好消息，心里满是疑问，却不敢去看医生，理由是不孕不育羞于启齿。但是如果一味地讳疾忌医，逃避看医生，很容易形成不孕心理障碍症。久备不孕时夫妻两人一定要端正心态，积极就医，如果只是心理障碍，通过调节情绪，很快便可怀上宝宝。其实，不仅女性朋友的心理是需要被关注的，丈夫也一样要注意自己的情绪，毕竟怀孕不是一个人就能够办到的事情，这是两人共同努力的结果。为了顺利怀上宝宝，享受到做准爸爸、准妈妈的幸福，建议备孕夫妻一定要保持积极、乐观的态度。

要生出聪明宝宝，
请先让妈妈的身体条件达标

当今的环境因素和生活压力给备孕妈妈们的身体健康带来了许多不良的影响，而备孕妈妈都很希望自己能在拥有一个良好的身体状态的前提下怀孕。这就使得备孕期的身体调养成了重要的一环，不仅为了能生出一个聪明健康的宝宝，也为了能顺利度过十月怀胎期。

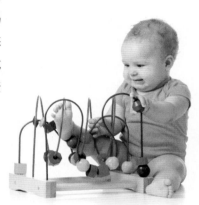

孕前要调整好身体

1 不宜过胖

研究发现，肥胖会影响到女性的生育功能，如卵泡发育异常、排卵障碍等，这些改变会影响到月经周期及生育。同时，孕前身体肥胖的女性产下缺陷宝宝的概率，要比体重正常的女性高得多，这样的话就很难保证能生出一个真正拥有聪明大脑的宝宝。此外，肥胖的女性怀孕后，孕期并发高血压、糖尿病等的风险也会高出很多，这样将会给母婴的健康安全都带来威胁，并且下一代的相关发病率也会明显增加。

2 不宜过瘦

孕前体重直接影响备孕女性的"孕"力，体重过轻或过重都是不利于受孕的。就算怀上了，对胎儿也可能会产生不利的影响，也难以生出聪明的宝宝。太瘦的备孕妈妈易在孕早期流产，宝宝生下来的体重也会偏轻，且免疫力低下。而且，母体的瘦弱也不利于胎宝宝的生长发育，会使得宝宝营养不良。因此，为了孕期的安全，备孕女性切勿胡乱减肥。而体重过轻的备孕女性最好在孕前开始均衡营养，加强锻炼，提高身体的素质。身体状况改善了，体重也会自然而然地达到正常的标准。

3 孕前排毒

孕前排毒已经成为许多备孕女性的共识。医学专家认为，很多婴幼儿疾病，如黄疸、鹅口疮等，都是从母体中带来的，因为母体内"藏毒"，所以婴幼儿才会生病。备孕女性只有先行清除掉身体内的毒素，才能生出聪明健康的宝宝。

备孕女性体内的毒素易堆积在肠道内，会使得肠道变形、膨胀、下垂，从而压迫女性体内的子宫、卵巢、输卵管等，造成这些部位气滞血虚。女性如果气滞血虚，则会导致卵巢功能下降，引发妇科疾病。另外，输卵管受到挤压，也会影响卵子和精子的结合，容易引发不孕不育。

4 调节饮食

既然体重直接影响着"孕"力，那么备孕女性就需要在充分了解自身体重状况的基础上，适当调整饮食结构，给胎宝宝营造优质的子宫环境。

体重正常者按孕前膳食标准适当调整饮食结构，多摄入富含优质蛋白质的食品，如奶、蛋、瘦肉、鱼、虾、豆制品等。一日三餐都要保证，切不可不吃早餐，这是因为吃早餐可以避免血液黏稠、胆汁黏稠等危险，也可避免午餐进食过多，有助于养成良好的饮食习惯。从孕前3个月要开始服用多种维生素或叶酸补充剂。

过于肥胖的女性要想把体重减下来，应在保证营养平衡的基础上减少每日热量的摄入，以低热量、低脂肪的食品为主，适当补充优质蛋白质，如鱼、豆制品、鸡肉、牛奶等，多吃蔬菜和水果。主食应占食品总摄入量的60%~65%，减少脂肪类食品的摄入量，如肥肉、内脏、蛋黄、植物油等。另外，需要注意的是，减肥的目的是降低因肥胖而导致疾病的危险性，应在医生的指导下进行。准备近期怀孕的女性不宜使用药物减肥。

体重过轻者，孕前应检查自己是否患有营养不良性疾病，如贫血、缺钙、缺碘、维生素缺乏等。如果有，需要在医师的指导下进行治疗；如果没有，自孕前3个月起，应补充多种维生素、矿物质和叶酸。同时保证合理均衡的膳食结构，适当增加碳水化合物、优质蛋白食品的摄入，脂肪类食品应按需摄取，不宜过多摄入，要多吃新鲜蔬菜和水果。纠正厌食、挑食、偏食的习惯，减少零食的摄入量。另外，还需检查是否存在潜在的疾病造成的营养不良，如血液病、心血管病、肾病、糖尿病、结核病等。戒烟酒及成瘾药物，如吗啡、大麻等。最好让体重达到标准后再怀孕。

1 阴道炎

事实上，大多数育龄女性都患过或存在阴道炎症，但很多人对阴道炎并不重视。如果备孕女性在患有阴道炎症的情况下怀孕，很可能会助长霉菌生长，使原有的炎症更加严重。备孕女性若孕前就患有霉菌性阴道炎、滴虫性阴道炎，则很可能会逆行至宫腔，影响胎儿生长发育，严重时可出现流产、早产、死胎等情况。即使妊娠可延长至孕足月，在分娩时也很可能会感染胎儿，导致新生儿的一些感染性疾病，同时产妇本身在产后亦容易伤口感染、患盆腔炎等。

除了及时就医治疗外，阴道炎患者在日常生活中也可以通过一些细节进行调养。

首先应稳定情绪、颐养性情，避免熬夜加班，并根据自己的性格和发病诱因进行心理治疗。加强锻炼，增强体质，提高自身免疫功能。积极消除诱发因素，及时治疗生殖器官的各种炎症。多注意外阴及其周围皮肤的清洁，避免用手抓挠，以免感染细菌。治疗期间避免性生活。清洗外阴时，不要用热水烫洗，也不要用高锰酸钾液坐浴。最好用清水淋浴，而不是用各种洗液反复冲洗阴道。饮食清淡，忌食用辛辣刺激性食物；多食用酸奶，有助于体内有益菌繁殖、抑制有害菌生存；多食用富含抗氧化剂的食物，以增强机体免疫力、抗感染，如葡萄、柿椒、苦瓜、西红柿、西蓝花等。

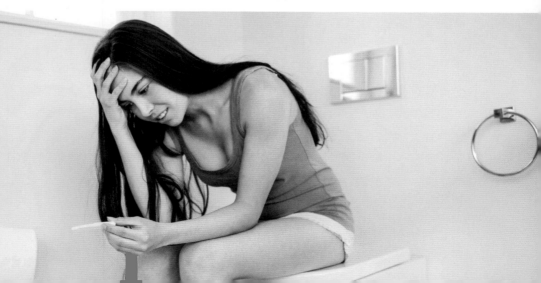

2 盆腔炎

盆腔炎主要是指女性盆腔器官的一类炎症性疾病。备孕女性患有盆腔炎则很可能会导致输卵管粘连阻塞，从而引发不孕；还会对受精卵的运行造成障碍，引起宫外孕，对备孕女性的身体健康和生命安全造成极大的威胁。即便能够顺利怀孕，也可能会使宫内胎儿受到感染而影响健康发育。

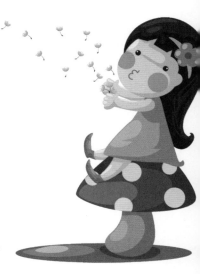

备孕女性应在孕前先治愈急性盆腔炎，在无明显异常时再怀孕。一般来说，在临床痊愈后，无服药的第2个月经周期就可怀孕。同样地，除了及时就医治疗外，盆腔炎患者在日常生活中也可以通过一些细节进行调养。

注意个人卫生与性生活卫生。经期严禁房事，保持外阴、阴道清洁。平时要劳逸适度，保持好心情。在饮食上要注重清淡，宜食用易消化的食物，忌食寒凉之物。对于白带色黄、量多、质稠者属湿热症，应忌吃煎炸油腻辛辣的食物。小腹冷痛、腰部酸疼者可食用温热性食物，如姜汤、桂圆肉等。五心烦热、腰痛者，可多吃肉、鱼、蛋、禽类食物，以滋补强身。

3 习惯性流产

习惯性流产与一般流产的表现相同，早期仅表现为阴道少许出血，或有轻微的下腹隐痛，出血时间可持续数天或数周，血量较少。一旦阴道出血增多，腹疼加重，检查宫颈口已有扩张，甚至可见胎囊堵塞颈口时，流产已不可避免。如妊娠物全部排出，称为完全流产；仅部分妊娠物排出，尚有部分残留在子宫腔内时，称为不全流产，需立即清宫处理。

除了及时就医治疗外，习惯性流产的女性在日常生活中也应该注意加强个人卫生，保持会阴清洁，稳定情绪。在日常饮食中也应多吃可溶性纤维食物，如香蕉等，以防便秘。肠胃虚寒者慎吃性味寒凉的食品，如绿豆、莲子、银耳等，体质阴虚火旺者要避免食用牛肉、狗肉等易上火的食品。

备孕期要提前
为宝宝的大脑准备好这些物质

葡萄糖

大脑可以储备的能量非常有限，葡萄糖是唯一能够为大脑提供能量的营养物质，而碳水化合物则是葡萄糖的主要供应者，因此，包括杂粮在内的品种丰富的主食（各种米类、面类、玉米等）以及适量的豆类、薯类、水果等，应当在孕妈妈的饮食中占60%甚至更多的比例。

同时，还要限制含蔗糖、冰糖、红糖、葡萄糖粉等简单糖含量高的食物或饮料。

蛋白质

胎儿的脑发育需要35%的蛋白质，以维持和发展大脑功能、增强大脑的分析理解及思维能力。蛋白质的补充要在热量及碳水化合物供给充分的前提下进行。如果在主食或热量摄入不足的情况下，大量增加高蛋白食物的摄入量，甚至额外补充蛋白粉，那么大部分蛋白质非但不能被成功储存并运送给胎儿，反而会被身体燃烧以供给孕妈妈工作和生活所需的能量。同时，其分解代谢中产生的大量尿酸尿素还会增加肾脏负担。

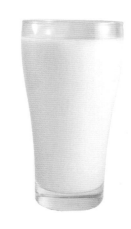

由此可见，"吃好"的前提是"吃饱"，特别是对于那些在妊娠3~6个月期间因残余妊娠反应或工作原因使得体力消耗较大的孕妈妈。以体重55~60千克、从事轻体力劳动的孕妈妈为例，一定要在每天保证300克左右主食的前提下，摄入总量500毫升牛奶及酸奶、1个鸡蛋、150克瘦肉（畜、禽及鱼虾交替选用）以及适量的豆制品及丰富的水果蔬菜。

特别需要提出的是，孕妈妈要尽可能保证动物性食物的摄入，因为无论是氨基酸构成还是生物利用率，动物蛋白质都远远高于植物蛋白，是胎儿大脑健康发育的重要保障。

DHA 和胆碱

孕期体内的 DHA 和胆碱水平会急剧下降。DHA 是一种天然存在的多不饱和脂肪酸，能优化胎儿大脑锥体细胞膜磷脂的构成成分，与胎儿脑和视网膜的神经细胞的增长和成熟有直接关系。虽然孕妈妈可以通过摄入植物来源的亚麻酸来转化成 DHA，但近年来的研究和临床观察发现，人体摄入的亚麻酸仅有 3% 能够转化为 DHA。因此，直接来源于动物性食物的 DHA 应当是孕妈妈补充的最佳途径。

海鱼虾特别是深海鱼类脂肪中，DHA 的含量是最高的，包括金枪鱼、三文鱼、小黄花鱼、面包鱼、鲅鱼、石斑鱼、海鲈鱼、鲱鱼、鳗鱼、鲷鱼、基围虾等。此外，黑鱼、罗非鱼中的含量也较高。建议孕妈妈每周能吃 3~4 次鱼虾类，其中包括一次海鱼，以保证胎儿 DHA 的供给。

陆生动植物含 DHA 的量微乎其微，建议不吃鱼虾的孕妈妈，可以使用正规品牌的含 DHA 的营养品来帮助胎儿大脑的发育，并且在食用牛奶、豆浆、蛋、鱼、豆腐等富含蛋白质的食物时服用，以帮助其吸收。

胆碱是人体必需的营养素，具有增强记忆力的功能，体内合成的量是难以满足孕妈妈的需求的。因此，适量增加膳食中动物肝脏、鸡蛋、红肉、奶制品、大豆、花生、柑橘、土豆等食物的摄入量，可以帮助提高孕妈妈体内的胆碱储备水平，进而促进宝贝的脑细胞快速发育。

牛磺酸

　　牛磺酸又称 β - 氨基乙磺酸，最早由牛黄中分离出来，故得名。牛磺酸虽然不参与蛋白质合成，但却与胱氨酸、半胱氨酸的代谢密切相关。牛磺酸在脑内的含量丰富、分布广泛，能明显促进神经系统的生长发育和细胞增殖、分化，且呈剂量依赖性，不仅是形成轴突和树突的特殊成分，还与中枢神经及视网膜等的发育关系密切。如果补充不足，会造成宝宝智力发育迟缓。

　　研究表明：早产儿脑中的牛磺酸含量明显低于足月儿，这是因为早产儿体内的半胱氨酸亚磺酸脱氢酶（CSAD）尚未发育成熟，合成牛磺酸不足以满足机体的需要，需由母乳补充。母乳中的牛磺酸含量较高，尤其初乳中含量更高。如果补充不足，将会使幼儿生长发育缓慢、智力发育迟缓。牛磺酸与幼儿、胎儿的中枢神经及视网膜等的发育有密切的关系，长期单纯依靠牛奶喂养，易造成牛磺酸的缺乏。

　　牛磺酸广泛分布于动物组织细胞内，海生动物含量尤为丰富，哺乳类组织细胞内亦含有较高的牛磺酸，特别是神经、肌肉和腺体内含量更高，是机体内含量最丰富的自由氨基酸，体内牛磺酸几乎全部以游离形式存在，且大部分在细胞内，细胞内外浓度比为 100~50000 ：1，人体含牛磺酸总量约为 12~18 克，其中 15~66 毫克存在于血浆中，75% 以上存在于骨骼肌肉，心肌细胞与血清牛磺酸浓度之比为 200 ：1。

铁

　　从妊娠 10 周开始，孕妇要保证每天摄铁量为 28 毫克，铁元素不足会影响宝宝的记忆力。如果难以从食物中获得，可服用含铁的增补剂，一直持续到分娩。因为在妊娠后 3 个月，每天要储存大量的铁在胎儿的肝脏，以备胎儿出生后 6 个月内的使用。

　　宝宝出生后的前 6 个月只能吃低铁的奶类，牛磺酸参与树突和轴突形成神经细胞快速增殖所需要的铁元素要靠胎儿时期的积累，如果妊娠后期储备不足，会影响宝宝的神经细胞数量，从而对宝宝的智力发育产生不良影响。

锌

锌作为人体的必需微量元素之一，是构成核酸和蛋白质所必需的营养素，也是人脑中含量最高的一种金属离子，在与记忆力、情绪及语言相关的大脑皮层边缘部海马区中的浓度较高，能保护脑内酶系统。

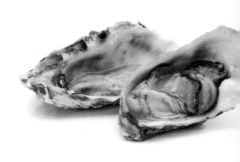

胎龄 10~18 周时，是其脑细胞数量增加的第一个高峰；到第 23 周时，大脑皮质的六层细胞结构，即分子层、外颗粒层、小锥体层、内颗粒层、大锥体细胞层和丛状层已经定形。大部分脑细胞都在出生前分裂形成，而且脑细胞结构也随胎儿发育进一步分化，与脑细胞代谢有关的碳酸酐酶、细胞色素氧化酶、胆碱酯酶等均参与脑细胞的分化。说明脑细胞的发育除了需要足够的蛋白质以外，还要有锌参加。

缺锌会使脑发育出现不可逆的损伤，为了让胎儿得到充足的锌，孕妈妈需要增加含锌高的食物，如牡蛎、海鱼虾、坚果、动物肉及肝脏等的摄入量。

碘

碘是神经系统发育的必要原料，是人体的必需微量元素之一，有"智力元素"之称，也是人体生成甲状腺素的主要原料，是促进胎儿神经系统及脑部发育的必要原料。

市售的食盐一般都添加了碘，孕妈妈需要掌握正确的用盐方法：无论炸炒炖煮，应在菜肴出锅前或炒好后加盐，以免长时间受热造成盐中碘的损失。

另外，膳食中应增加富含碘的食物，如海带、紫菜、海鱼、海白菜等，以便给孕妈妈和胎儿额外补充碘。

吃太多这些东西，
不利于孩子脑部发育

可供备孕夫妻选择的助孕食物有很多，但不宜食用的食物也不少，如果备孕夫妻过量食用这些食物，不仅影响自身健康，降低受孕率，还有可能对胎儿健康不利。

辛辣食物

人们都喜欢用辣椒、花椒、胡椒等调味品来为菜肴增香提味，但是备孕女性不宜多吃辛辣食物。因为这些食物具有较强的刺激性，过量食用容易引起肠胃不适、消化不良和便秘等症状，严重者还可能引发痔疮问题。另外，辛辣的食物大多数都属于温热性质，若备孕女性过多食用，则容易引起口腔溃疡、咽喉肿痛等不适。

高糖食物

在备孕期间，准妈妈要特别注意不要吃高糖食物，避免因为高糖而影响糖代谢，甚至暗藏着糖尿病的危险。特别是在怀孕后还保持高糖的饮食习惯，就容易导致孕期糖尿病，这样不仅危害到自己的健康，还会严重影响到胎宝宝的成长发育，甚至出现早产或者流产的危险。

腌制的食物

很多孕妈妈虽然知道腌制的食物不好，但是很多孕妈妈因为胃口不好还是很喜欢吃腌制的食物，比如酸菜等。其实腌制的食物中含有很多的亚硝酸盐，是对身体有害的物质，如果常常吃这些食物，就会对胎宝宝造成坏影响，甚至造成胎宝宝的畸形。

含咖啡因的饮品

咖啡是女性日常生活中经常饮用的饮品之一。然而，有研究表明，备孕女性如果经常喝咖啡，对受孕和胎儿的健康都是非常不利的。这是因为咖啡中含有大量的咖啡因，经常饮用有可能导致流产、早产、死胎及低体重儿等。

喝茶有益健康，但近年来茶叶中农药含量严重超标，而且浓茶中也同样含有一定量的咖啡因，对胎宝宝健康不利。

年轻的女性十分青睐碳酸饮料，因其能刺激人的味蕾，但是碳酸饮料中含有咖啡因，备孕女性应该选择其他更有利于助孕的饮品来代替喜好的碳酸饮料。

生冷的食物

夏季炎热，人们通常会食用西瓜、葡萄等冰爽解暑的食物。但是过多食用寒凉的食物，不仅刺激肠胃，更会耗损人体阳气，使寒邪入侵子宫，导致"宫寒"。"宫寒"是许多妇科病的根源，更有可能引发不孕。对于备孕女性来说，过多食用寒凉的食物不利于受孕。在食用寒凉食物时，可以喝一杯姜茶，以化解寒凉食物的寒气，减少对子宫的伤害。

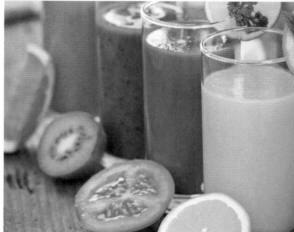

备孕夫妻们赶紧看看自己是不是犯了上述这些不宜食用的食物的禁忌，为了生育健康的宝宝，还是要管好自己的嘴巴。反之，要多吃一些助孕的食物，高效的助孕食物其实大多都非常普通，以至于被我们忽略遗忘。其实，这些不起眼的、随处可见可得的食物，无需复杂的加工烹制，就对备孕夫妻具有诸多益处。想必大家对助孕的超级食物已经有所了解了，但由于不同人体实际情况各有差异，所以要根据具体的实际情况来选择适合自己备孕的食物。

为了宝宝的大脑，
孕前这些健康检查不能少

　　孕前检查不同于常规体检，主要是针对生殖系统和遗传因素所做的检查，夫妻双方都要做相关项目的检查。孕前检查最好在怀孕前 3 ～ 6 个月做。要想生一个聪明健康的孩子，孕前检查非常重要。

准妈妈的孕前检查

1 优生五项检查

　　优生五项检查即 TORCH 检测。TORCH 是指一组病原体，包括乙型肝炎病毒、HIV 病毒、梅毒螺旋体、风疹病毒、巨细胞病毒等。这些病毒在妊娠最初 3 个月内胎儿感染率较高，容易引起胎儿畸形、流产，在妊娠晚期则会引起胎儿器官功能的改变，有的则容易在分娩过程中引起胎儿出生后的感染。因此，孕期检查排除这些病毒及原虫的感染，发现感染后及时进行有效的治疗是非常必要的。

2 ABO 溶血检查

　　新生儿溶血症是因为胎儿与母体的血型不合导致的，它的主要症状是黄疸，此外还可能有贫血和肝脾肿大等表现，严重者会出现胆红素脑病，影响宝宝的智力，更严重的可能引发新生儿心力衰竭。常见的有 ABO 血型系统不合和 Rh 血型系统不合。ABO 溶血检查包括血型和抗 A、抗 B 抗体滴度的检测。

3 生殖系统检查

　　该检查可通过普通的白带常规筛查和阴道分泌物检查来检测是否患有滴虫、霉菌、支原体及衣原体感染、阴道炎症等妇科疾病，以及淋病、梅毒等性传播性疾病，若有则应彻底治疗后再计划怀孕，否则容易引起流产、早产等危险。

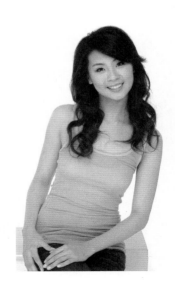

备孕妈妈孕前 3 个月常规检查项目表

检查项目	检查内容	检查目的	检查方法
身高体重	测出具体数值，评判体重是否达标	如果体重超标，最好先减肥调整体重，使其控制在正常范围内	用秤测量
血压	血压的正常数值： 高压：小于 140 毫米汞柱 低压：小于 90 毫米汞柱	若孕前及早发现血压异常，及早治疗，有助于安全度过孕期	用血压计测量
血常规血型	白细胞、红细胞、血沉、血红蛋白、血小板、ABO 血型、Rh 血型等	是否患有地中海贫血、感染等，也可预测是否会发生血型不合等	采指血、静脉血检查
尿常规	尿糖、红细胞、白细胞、尿蛋白等	有助于肾脏疾患的早期诊断，有肾脏疾病的需要治愈后再怀孕	尿液检查
生殖系统	通过白带常规筛查滴虫、真菌感染、尿道炎症以及淋病、梅毒等性传播疾病，有无子宫肌瘤、卵巢囊肿、宫颈上皮内病变等	是否有妇科疾病，如患有性传播疾病、卵巢囊肿、子宫肌瘤、宫颈上皮内病变，要做好孕前咨询、必要的治疗和生育指导	通过阴道分泌物、宫颈涂片及 B 超检查
肝肾功能	包含肝肾功能、乙肝病毒，血糖、血脂等项目	肝肾疾病患者怀孕后可能会出现病情加重、早产等情况	静脉抽血
口腔检查	是否有龋齿、未发育完全的智齿及其他口腔疾病	怀孕期间，原有的口腔隐患容易恶化，严重的还会影响到胎宝宝的健康。因此，口腔问题要在孕前就解决	口腔检查
甲状腺功能	促甲状腺激素 TSH、游离甲状腺素 FT4、甲状腺过氧化酶抗体 TPOAb	孕期可使甲状腺疾病加重，也会增加甲状腺疾病发生风险。而未控制的甲状腺疾病会影响后代神经和智力发育	静脉抽血

备孕妈妈孕前特殊检查项目表

检查项目	检查目的
乙肝病毒抗原抗体检测	乙肝病毒可以通过胎盘引起宫内感染或者通过产道引起感染，可能会导致胎宝宝出生后成为乙肝病毒携带者。做此项检测可让备孕妈妈提早知道自己是否携带乙肝病毒
糖尿病检测	备孕妈妈怀孕后会加重胰岛的负担，可能会出现严重并发症，因此备孕妈妈要做空腹血糖检测。有糖尿病高危因素者要进行葡萄糖耐量试验
遗传疾病检测	为避免下一代有遗传疾病，备孕夫妻有一方有遗传病史的要进行相关检测
性病检测	艾滋病、梅毒等性病具有传染性，会严重影响胎宝宝的健康。做此项检测可让备孕妈妈及早发现自己是否患有性病
ABO、Rh 血型检查	了解备孕夫妻双方血型，尤其是当备孕妈妈为 Rh 阴性血、备孕爸爸为 Rh 阳性血时，孕期要监测胎儿溶血问题
脱畸（TORCH）检查	检查备孕妈妈是否感染弓形虫、风疹病毒、巨细胞病毒、单纯疱疹病毒等。备孕妈妈一旦感染这些病毒，怀孕后可能会引发流产、死胎、胎儿畸形、先天智力低下、神经性耳聋等
染色体检查	有不良孕产史，或家族有遗传性染色体疾病，或双方有染色体异常者，可进行基因检测分析

准爸爸的孕前检查

除了备孕妈妈需要去医院做详细的孕前检查，备孕爸爸也一定不能逃避这个责任。孕育健康的宝宝，优质的精子是至关重要的。备孕爸爸主要是检查生殖系统、前列腺和精子等，通过这些检查可以了解自身性功能如何，以及性器官发育是否正常。

备孕爸爸常规检查项目表

检查项目	检查目的
血常规、血型	检查有无贫血、血小板少等血液病，ABO、Rh 血型等
血糖	检查是否患有糖尿病
血脂	检查是否患有高血脂
肝功能	检查肝功能是否受损，是否有急（慢）性肝炎、肝癌等肝脏疾病的初期症状
肾功能	检查肾脏是否受损，是否有急（慢）性肾炎、尿毒症等疾病
内分泌激素	检查体内性激素水平
精液检查	了解精液是否有活力或者是否少精、弱精。如果少精、弱精，则要进行治疗，加强营养，并戒除不良生活习惯，如抽烟、酗酒、穿过紧的内裤等
男性泌尿生殖系统检查	检查是否有隐睾、睾丸外伤、睾丸疼痛肿胀、鞘膜积液、斜疝、尿道流脓等情况，这些对下一代的健康影响极大
传染病检查	如果未进行体格检查或婚检，那么肝炎、梅毒、艾滋病等传染病检查也是很有必要的
全身体格检查	全身检查及生育能力评估

丈夫身体素质好，宝宝智力会更高

　　每对夫妻都希望能孕育一个健康、聪明的宝宝，除了在怀孕前做好准备工作外，还要有选择性地受孕。生命的形成充满了偶然的因素，想要实现高质量的受孕就需要满足更多条件。怀孕是夫妻双方两个人的事，要想生出一个大脑聪明的宝宝，双方的责任同样重大。丈夫身体素质的好坏同样会影响未来宝宝的智力水平。

　　精子质量对宝宝的影响是相当大的。但是欧洲、美洲、亚洲许多国家和地区经过对调查数据的统计表明，男性精子质量有所下降。中国学者的研究显示，中国男性的精子质量正以每年 1% 的速度下降，精子数量降幅达 40% 以上。工业化程度越高的地区，精子质量下降速度越快。引起精子质量下降的原因，有些是先天或后天的疾病，有些则是生活中一些人为因素，比如汽车尾气、医疗药品、烟酒、噪音、毒品等。

　　不检点的生活习惯易引起男性生殖道感染。生殖道感染首先影响精子的生成和精子的运输，造成少精症而引起生殖能力下降。生殖道感染也可引起精子活力变化，生殖道感染可抑制附属性腺分泌，使精子的活力和数量严重下降，这对以后生育出来的宝宝的智力会造成很不好的影响。

　　根据美国、瑞士等多个国家相对独立的调查显示：30 岁左右，男性的精子质量将会达到巅峰。此时的男性，无论是体力、精力、生活阅历都相对丰富，精子所包含的遗传信息质量最为优越，活动力最强。

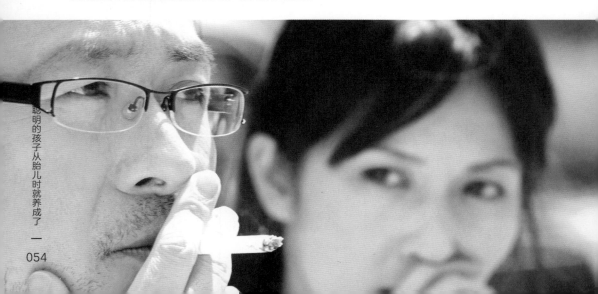

聪明的孩子从胎儿时就养成了

怎样提高精子的质量

1 及时治疗生殖系统炎症

男性若感染前列腺炎、精囊炎、附睾炎、尿道炎等泌尿生殖系统炎症，就应该及时去医院进行专业的诊治。因为这些泌尿生殖系统炎症会引起精液变异，会改变精液的酸碱度、供氧、营养、代谢等，使得精液不利于精子的活动和存活。

精索静脉曲张是常见的生殖系统疾病之一，也是男性不育的主要原因之一。精索静脉曲张会使睾丸局部出现静脉血液回流而缺氧，精子的活动需要充足的氧气，如果氧气不足，精子的活力就会下降。所以备孕男性若患有精索静脉曲张，则应该及时手术治疗。

2 补充精氨酸

精氨酸是男性精子形成的必要成分，而且能够增强精子的活动能力，对于维持男性生殖系统功能具有十分重要的作用。精子量少的备孕男性多吃富含精氨酸的食物，可以促进数量的增加，提高精子质量。蛋白质中所含的精氨酸被认为是制造精子的原料，因此备孕男性可以在孕前多吃一些高蛋白食物，如鸡蛋、黄豆、牛奶、瘦肉等，以提高精子数量和质量。海产品如海参、墨鱼、鳝鱼、章鱼、木松鱼，以及花生、芝麻、核桃、冻豆腐等食物中，也含有较多的精氨酸。

3 补充叶酸

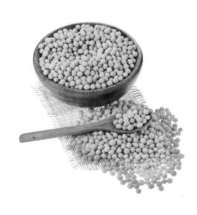

叶酸是备孕女性在孕前必补的营养素，同样备孕男性在孕前也要补充叶酸。备孕男性在孕前增加叶酸的摄入量，能够有效降低出现染色体异常精子的概率，并能降低宝宝长大后患癌症的危险系数。由于精子的形成周期长达 3 个月，因此，备孕夫妻要想生出健康宝宝，就要提前补充叶酸。不过，备孕男性无需像备孕妈妈一样服用叶酸片，只需要在日常饮食中注意多吃一些富含叶酸的食物，如红苋菜、菠菜、生菜、芦笋、小白菜、西蓝花、包菜以及豆类、动物肝脏、坚果、牛奶等。

4 补充维生素 E 和维生素 A

维生素 E 能促进性激素分泌，增强男性精子的活力，提高精子的数量，因此备孕男性一定要注意在孕前补充维生素 E。富含维生素 E 的食物有猕猴桃、瘦肉、蛋类、奶类、坚果、大豆、小麦胚芽、甘薯、山药、黄花菜、圆白菜、菜花以及用芝麻、玉米、橄榄、花生、山茶等原料压榨出来的植物油。

备孕男性如果缺乏维生素 A，其精子的生成和精子活动能力都会受到影响，甚至产生畸形精子，影响生育。备孕男性同样可以通过食物来补充维生素 A，如动物肝脏、乳制品、蛋黄、菠菜、胡萝卜、番茄等。不过，在特定的条件下，服用维生素 A 可能会引起中毒，如肝功能不正常、甲状腺功能低下者，因此，一定要注意科学摄取维生素 A。

5 多进行身体锻炼

研究表明，男性身体过度肥胖会导致腹股沟处的温度升高，损害精子的成长，从而导致不育。因此，体重控制在标准范围内可以提高精子的质量。不过，锻炼强度要适中，剧烈的运动如马拉松和长距离的骑车等，仍然会使睾丸的温度升高，破坏精子成长所需的凉爽环境。骑车还会使脆弱的睾丸外囊血管处于危险之中，因此，建议骑车时要穿有护垫的短裤，并选择减震功能良好的自行车。

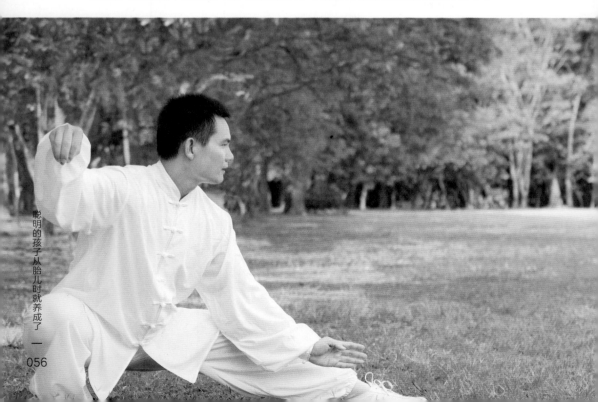

聪明的孩子从胎儿时就养成了 一

6 补充微量元素

微量元素对备孕男性的内分泌和生殖功能都有十分重要的影响，可以直接影响到备孕男性的精液质量。

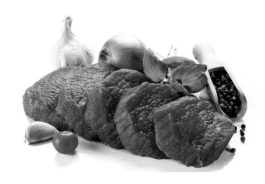

锰的缺乏会引起睾丸组织结构上的变化、精子细胞的结构发生异常。富含锰的食物有核桃、麦芽、糙米、米糠、花生、马铃薯、大豆粉、小麦粉、动物肝脏等。另外，被称为"聚锰植物"的茶叶，其锰含量最高，对一些备孕男性来说，通过饮茶获取的锰可占每天锰摄入量的 10% 以上。但也应该注意的是，备孕男性在备孕期间饮茶应适当，尤其不要过多饮浓茶。

锌在人体中含量约为 1.5 克，男性主要集中分布于睾丸和前列腺等组织中。缺锌会导致备孕男性精子的数量和质量降低，性欲低下，甚至可导致不育。即使备孕男性的精子有受精能力，受孕成功后孕妈妈的流产率也比较高，而且胎儿致畸率也比较高。正常男性精液中的锌含量必须保持在每 100 毫升中含有 15~30 毫克的健康标准，如果低于这个标准，就意味着缺锌。备孕男性应该在孕前多吃含锌量高的食物。含锌量高的食物有牡蛎、牛肉、鸡肉、鸡肝、花生米、猪肉等。一般来说，每天吃动物性食物 120 克，即可满足身体内锌的需求量。如果严重缺锌，备孕男性最好在医生的指导下口服醋酸锌 50 毫克，直到锌含量恢复正常水平。

备孕男性体内缺乏硒，会导致睾丸发育和功能受损，性欲减退，精液质量差，影响生育质量，因此备孕男性在孕前要注意补硒。自然界中含硒食物是非常多的，含量较高的有鱼类、虾类等水产品，其次为动物的心、肾、肝。蔬菜中含量最高的为大蒜、蘑菇，其次为豌豆、大白菜、南瓜、萝卜、韭菜、洋葱、西红柿、莴苣等。备孕男性可以在孕前多吃这些补硒的食物。

备孕男性缺铜会导致精子浓度下降，降低精子穿透宫颈黏液的能力，影响精子的存活率和活动度。含铜量高的食物有麸皮、芝麻酱、大白菜、菠菜、扁豆、油菜、芹菜、马铃薯等。

生育的年龄、季节、时间等选择对了，宝宝更聪明

选择最佳的生育年龄

父母都希望自己的宝宝身体健康、聪明伶俐，怎样才能做到这一点呢？选择最佳的生育年龄来孕育下一代是非常重要的。

女性在 22 岁前，身体各器官还处于发育期，生殖系统也还不完善，如果在此时怀孕，分娩时会对生殖器造成伤害。而且女性在发育期需要大量的营养物质，如果过早生育，就会造成胎儿和孕妈妈营养不良，出现流产、早产、难产的概率也非常大。通常，女性的各脏器、生殖器官、骨盆和牙齿要在 23 岁左右才会发育成熟，而且此时人的心理也会更成熟，所以 23 ~ 29 岁之间是最佳的生育年龄。而超过 35 岁的孕妇难产概率和胎儿畸形的概率更高。

选择最佳的受孕季节

夏末秋初的 7 ~ 9 月是受孕的最佳季节，此时正值秋高气爽，便于孕妇休养，而且各种蔬菜、水果也不断地上市，孕妇能够摄取丰富的营养物质，有利于胎儿生长发育。

如果是在 7 ~ 9 月之间怀孕，宝宝会在来年的 4 ~ 6 月份之间出生。春末夏初时节，气候舒适，婴儿洗澡不易着凉，还可以常常开窗透气，或进行日光浴，预防佝偻病的发生。夏天的蔬果丰富，产妇可以摄取丰富的营养，产后的伤口易愈合，而且奶水充足。盛夏来临，新妈妈和宝宝的抵抗力有所提高，能顺利度过酷暑。而到了寒冬，宝宝已经半岁了，健康过冬不成问题。

选择最佳的受孕时间

正常的育龄女性，在每次月经来潮前的 14 天左右，都会排出一个成熟的卵子，卵子在数分钟后到达输卵管的壶腹部，在此等待精子。卵子被排出后的 15 ~ 18 小时内是最佳受孕时间，超过 24 小时未受精，卵子就会开始变性。另外，精子的存活

期为 3 ～ 5 天，一旦超过时间，精子就失去了受精能力。所以在排卵日前的 2 ～ 3 天或排卵后的 24 小时内性交，是受孕的最佳时间。

不宜在这些时候怀孕

如果夫妻中一人或双方，在体力或脑力劳动后感到过度劳累，或者在剧烈运动后精力、体力消耗过多，那么就不宜受孕。如果夫妻一方经历了激烈的争吵，或心里极度愤怒、情绪很激动的情况下，也不宜受孕。虽然受孕和性生活密不可分，但性生活过于频繁也是导致不孕的原因之一，因为此时容易出现精液减少、精子质量下降、妻子精力不足等不利于受孕的情况。

上面提到的这些情况可能会给受孕带来困难，或造成不孕，影响胎儿的健康，甚至导致胎儿畸形或先天性疾病。所以受孕要在夫妻双方身体健康、心情舒畅、精神放松的情况下来进行。

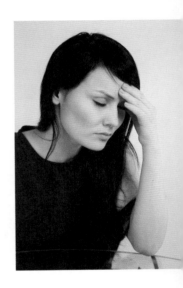

另外，在盛夏时气温普遍偏高，大量的无机盐、维生素、氨基酸等营养物质也会随汗液流失。这些问题都直接影响营养的摄取，如果女性在这个时候怀孕，势必会影响胎儿的正常发育，所以不宜在盛夏受孕。

小儿唐氏综合征

唐氏综合征即 21- 三体综合征，又称先天愚型或 Down 综合征，是由染色体异常（多了一条 21 号染色体）而导致的疾病。60% 患儿在胎内早期即流产，存活者有明显的智能落后、特殊面容、生长发育障碍和多发畸形。

现代医学证实，唐氏综合征发生率与母亲怀孕年龄有相关。孕妇年龄愈大，风险率愈高。据资料显示，如果一般人群出生时的母亲年龄平均为 28.2 岁，则唐氏综合征患儿的平均母龄为 34.4 岁。临床上生育期的高龄妇女指年龄在 35 岁以上的妇女，其生育的子女痴呆儿和畸形儿的发生率明显增高。

对于小儿唐氏综合征目前尚无有效治疗方法，最好手段是在孕妈妈生产之前终止妊娠。产前诊断是防止唐氏综合征患儿出生的有效措施。

受孕前后滥服药物，胎儿大脑易受损害

俗话说"是药三分毒"，对于准备怀孕的夫妻而言，药物是优生的一大杀手。在用药期间，如果女性一不小心怀上了，这可能真是"要命"的事儿——不少女性就是因为服药期间意外怀孕而不得不流产。因此若打算怀孕，一定要谨慎用药。

女性受孕前后滥服药物危害无穷

女性在孕前和孕早期服用药品，对胎儿的影响尤其大，其具体危害如下：

受精前到妊娠第 3 周：受精前到受精后的 3 周内，如果受精卵受到药物影响，会在着床前被自然淘汰，引起自然流产。

妊娠 3~7 周末：胎儿的细胞分裂加速，中枢神经形成，心脏、眼睛、四肢等重要器官也开始形成，极易受药物等外界因素影响而致畸，属致畸高度敏感期。

妊娠 8~11 周末：这一阶段同样也是胎儿器官形成的重要时期，主要是手指、脚趾等小部位器官的形成期，因此受药物影响不会像前 3 周那么大，但是用药时还是要慎重对待。

妊娠 12~15 周末：药物引起异常的可能性相对很小，但依然存在，而且这个时候胎儿的外生殖器还未形成，因此女性对于激素的使用要特别注意。

妊娠 16 周到分娩：这个时期，胎儿各个器官的原始胚芽已存在，但器官处于发育过程中，若此时乱用药物，则易使器官发育出现畸形，严重时可能会引起流产或早产等。

口服避孕药失败应中止妊娠

美国药品食品管理局（FDA）根据药物对胎儿的影响，将妊娠期使用药物的危险等级分为 A、B、C、D、X 五类。其中 A、B 类药物安全性高，孕期可以使用；C、D 类药物孕期应慎用或禁用。口服避孕药属于 FDA 分类的 X 类，有使胎儿致畸的作用，故口服避孕药失败者应中止妊娠。

此外，口服避孕药吸收代谢时间较长，其进入体内后会在肝脏内储存，停药后体内残留的避孕药需经 6 个月左右才能完全排出体外。停药 6 个月内，体内残留的避孕药对胎儿可能产生不良影响，影响胎儿大脑的发育。

所以，如果希望生出聪明的宝宝，则应该在停用避孕药 6 个月后妊娠为宜，此时卵巢的内分泌功能和子宫内膜周期性变化都恢复了自然生理过程，残留的避孕药也完全排出体外，这样才有利于孕卵顺利着床和胎儿的生长发育。

孕妈妈孕期不宜接种疫苗

从优生优育的原则上来说，任何药物（营养类药物除外）在整个妊娠期间都是不宜使用的，没有确切的资料表明，哪一种药物对胎儿来说是绝对安全的。胎儿期是细胞分化、组织器官发育迅速的时期，很容易受到药物等外界因素的影响，尤其是妊娠的前 3 个月内，宝宝的重要器官都是在这个时期形成的，药物致畸的可能性就更大。

即使是维生素、叶酸等营养类药物，仍应在医生的指导下使用，因为过量服用有可能出现中毒现象。例如，妊娠期大量服用维

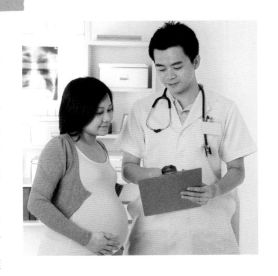

生素 D，可致胎儿的高钙血症和智力低下；而大剂量补充维生素 A，则可在妊娠早期造成胎儿畸形流产。此外，为避免患上传染病而接种疫苗，对孕妈妈来说也是不适宜的，在整个孕期孕妈妈都不能接种疫苗。

备孕期男性服药也会对胎儿产生不良影响

通常，人们对女性使用药物普遍比较慎重，而对男性用药却不太注意，尤其是在怀孕前。然而，不少药物对于男性的精子也有很大的损害。

备孕男性在孕前切忌乱用药物，这是因为很多药物，如抗癌药、咖啡因、吗啡、类固醇、利尿药、抗组织胺药等，会对男性的精子质量和生殖功能造成一定程度的损害，有些药物还会导致新生儿缺陷、宝宝发育迟缓、行为异常等。另外，植物中

的石竹科满天星、肥皂草、象耳草等，它们中的皂苷成分有杀精作用；朱槿花、吊灯花等植物成分对睾丸、附睾和精囊有较强的抑制作用，且会阻碍生精过程，故育龄男性都不宜服用这类草药、中成药。

此外，如果男性的睾丸中的精液含有药液，也能通过性生活进入女性阴道，经阴道黏膜吸收后，进入血液循环影响受精卵，会使低体重儿及畸形儿的发生率增加。建议备孕男性在孕前 2~3 个月，应少用或不用毒性大的、在体内易蓄积的药物。

补药少吃点，胎儿长得更好

有些妇女怀孕后，就多吃补药补品，希望胎儿长得快、长得好，不管是人参还是鹿茸，样样吃。但是这种做法实不可取，这类补药对孕妇和胎儿往往是弊多利少。

人参虽属老少皆宜的大补元气之品，然其作用原则为"虚则补之"，如孕妇怀孕后久服或用量过大，就会气盛阴耗，阴虚则火旺，亦即气有余，便是火。人在内服 100 毫升 3% 的人参酊后，就会感到轻度不安和兴奋；如内服 200 毫升后，可出现中毒症状，如全身玫瑰疹、瘙痒、眩晕、头痛、体温升高和出血等。孕妇滥用人参，容易加重妊娠性呕吐、水肿和高血压等，也可促使阴道出血而致流产。胎儿对人参的耐受量也很低。曾有报道，某妇女怀孕后 1 个月开始常服人参，2 周后出现心悸、胸闷、头痛、失眠、鼻腔出血和下肢浮肿等症状，继而出现阴道流血，待 4 个月后检查时，胎儿已死亡。所以孕妇不可滥用人参。

除了不可滥用人参外，因鹿茸、鹿胎胶、鹿角胶、胡桃肉等也属温补助阳之品，孕妇也不宜服用。如果病情需要，应在医生指导下服用。若孕妇脾胃功能良好，食欲正常，没有恶心、呕吐和腹泻，也可适量服用阿胶，以利养血安胎。常言道：药补不如食补。如果孕妇想进补，不如注重日常生活中饮食的搭配多样化，多食新鲜蔬菜和水果，注意调养，这样做比吃补药更强。

其实药即是毒，中药西药皆如此，在各种药物的使用上，都需医师评估之后监测，剂量、时间亦需谨慎拿捏，这点孕妈妈一定要谨记在心。

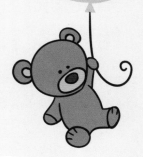

Part3

生出聪明宝宝之怀孕期

　　十月怀胎，一朝分娩。一个宝宝需要妈妈经过长时间的辛勤供养与万般爱护，才能来到这个世界上。怀胎的过程是一个危险却又充满喜悦的过程，准爸爸妈妈们要注意很多事项，排除诸多不利因素，给予宝宝关爱，才能让宝宝健康顺利地到来。本章节将孕前、孕后的细节以及注意事项娓娓道来，为准爸爸妈妈们提供生出聪明宝宝的详细怀孕指南！

要想胎儿大脑发育好，
维生素补充不可少

维生素 B₁

维生素 B$_1$——宝宝的神经功能助手。

维生素 B$_1$ 是人体内物质与能量代谢的关键物质，具有调节神经系统生理活动的作用，可以维持食欲和胃肠道的正常蠕动，并促进消化，还能增强记忆力。它主要通过帮助蛋白质代谢而促进脑活动，是胎儿、婴儿脑力活动不可缺少的重要助手。

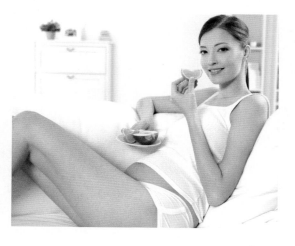

孕妇缺乏维生素 B$_1$ 则可能出现多发神经炎，新生儿多有哭闹、吐泻、凝视、抽搐等症状。营养学家建议孕妇每日摄取 1.5 克，除从食物中摄取外，还需要额外日补充 0.8 微克。富含维生素 B$_1$ 的食物有谷类、豆类、硬壳果类、蛋类及绿叶蔬菜。

维生素 B₂

维生素 B$_2$——宝宝聪明保护神。

维生素 B$_2$ 参与体内生物氧化与能量代谢，在碳水化合物、蛋白质、核酸和脂肪的代谢中起着重要的作用，可提高机体对蛋白质的利用率，促进胎宝宝发育和细胞的再生，维护皮肤和细胞膜的完整性，促进胎宝宝视觉发育，缓解眼睛的疲劳，同时对胎儿、婴儿的脑发育有不可缺少的促进作用。

维生素 B$_2$ 不足时会影响蛋白质代谢及胎儿发育，我国营养专家建议孕妇每日增加维生素 B$_2$1.7 毫克的摄入量，哺乳女性增加 1.4 毫克的摄入量。孕妇和哺乳女性，除了从奶类、蛋类、肉类、谷类、蔬菜和水果等食物中增加摄入外，两者均需要专项补充 0.8 毫克。

聪明的孩子从胎儿时就养成了

维生素 D

维生素 D——宝宝的骨骼增长剂。

维生素 D 是维持高等动物生命必需的营养素，是钙磷代谢最重要的调节因子之一，可维持钙磷的正常水平，对骨骼的钙化、肌肉收缩、神经传导以及体内所有细胞的功能都是必需的。维生素 D 能促进钙的吸收，在骨骼中沉积，是钙磷代谢最重要的调节因子之一。孕妇缺乏时会使婴儿患先天性佝偻病，表现为方颅脑型、前额两边方突、后脑两边方突、枕秃、漏斗胸、O 形腿等。

孕妇维生素 D 的摄入量，孕初期为每日 5 微克，孕中期和孕晚期为 10 微克。孕妇除了从饮食中补充外，还需要专项日补充 2 微克，同时最好坚持每日有 1 小时以上的户外阳光照射。维生素 D 的来源并不是很多，鱼肝油、沙丁鱼、小鱼干、动物肝脏、蛋类，以及添加了维生素 D 的奶制品等都含有比较丰富的维生素 D，其中鱼肝油是最丰富的来源。

维生素 E

维生素 E——宝宝的健康警察。

维生素 E 可以减少孕妇自然流产和死胎，它又是抗氧化剂，在组织中保护细胞膜中的多不饱和脂肪酸、细胞骨架及蛋白质免受自由基的攻击。同时，对胎儿和婴儿大脑功能的生长发育有促进作用。维生素 E 对宝宝有保护神经系统、骨髓肌、视网膜免受氧化损伤的作用。人体神经肌肉系统的正常发育和视网膜的功能维持需要充足的维生素 E。宝宝如有斗鸡眼，也可通过补充维生素 E 得以改善。

缺乏维生素 E 会造成生育障碍、神经系统功能异常、肌肉营养不良、循环系统损害。

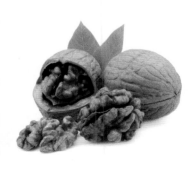

孕妇和产妇维生素 E 日摄入量为 14 毫克，含有丰富维生素E的食物有核桃、糙米、芝麻、蛋、牛奶、花生、黄豆、玉米、鸡肉、南瓜、西蓝花、杏、蜂蜜，以及坚果类食物、植物油等。

卵磷脂缺乏将导致
胎儿大脑神经细胞受损

卵磷脂又称为蛋黄素，被誉为与蛋白质、维生素并列的"第三营养素"。卵磷脂能增强大脑活力，消除大脑疲劳，增强记忆力，提高学习工作效率，而且能修复受损的脑细胞，预防阿尔茨海默病的发生。

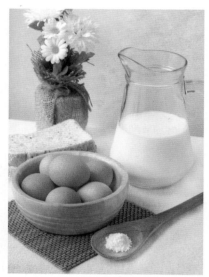

卵磷脂是怎样起作用的

卵磷脂是科学家于 1844 年从蛋黄中分离出来，并于1850年按照希腊文 lekithos（蛋黄）被命名为 Lecithin（卵磷脂）。卵磷脂之所以对宝宝大脑的发育具有很重要的作用，是因为卵磷脂是大脑神经细胞的重要组成成分——磷脂和蛋白质是构成细胞膜的最主要成分。

人类的大脑由大概 150 亿个神经细胞构成，脑神经细胞中卵磷脂的含量约占其质量的 17%~20%。如果除去其中的水分后，剩余干物质中近 43% 是卵磷脂。因此可以这样说，卵磷脂是大脑神经细胞的主要基础结构物质。卵磷脂的组成成分中有一种强有机碱——胆碱，是机体可变甲基的一个来源而作用于合成甲基的产物，同时又是乙酰胆碱的前体。而"乙酰胆碱"是大脑内的一种信息传导物质，是由"胆碱"与人体内的"乙酰"一起合成的，这种物质能有效提高脑细胞的活性化程度，提高记忆与智力水平。人的脑组织有大量乙酰胆碱，但乙酰胆碱的含量会随着年龄的增加而下降。正常老人比青年时下降 30%，而阿尔茨海默病患者下降更为严重，可达 70%~80%。美国医生伍特曼观察到老年人脑组织乙酰胆碱减少，就给老年人吃富含胆碱的食品，发现有明显的防止记忆减退的作用。

补充卵磷脂没有年龄限制，从小孩到老年人均可服用。对胎儿、婴儿来说，它更是神经发育的必需品，卵磷脂缺乏会导致大脑神经细胞受损，因此妈妈也可根据需要适当补充卵磷脂。

富含卵磷脂的食物

卵磷脂在体内多与蛋白质结合，以脂肪蛋白质（脂蛋白）的形态存在着，所以卵磷脂是以丰富的姿态存在于自然界当中，所以建议人们尽量摄取足够多种类的食物。富含卵磷脂的食物包括蛋黄、牛奶，动物的脑、骨髓、心脏、肺脏、肝脏、肾脏，以及大豆和酵母等。

1 蛋黄

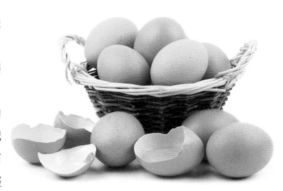

蛋黄含有婴儿大脑和神经系统发育必需的 DHA、胆碱、卵磷脂及多种微量元素，是婴儿在母乳外的重要营养食物。

中国的老百姓将鸡蛋视为补品，经常食用鸡蛋可增强记忆力。蛋黄中蕴藏着鸡蛋所有的核心营养，里面包含孕育整个生命的精华物质，对婴幼儿成长起着至关重要的作用。鸡蛋中所有的卵磷脂均来自蛋黄，而卵磷脂可以提供胆碱，帮助合成一种重要的神经递质——乙酰胆碱。所以，婴儿的第一种辅食往往就是鸡蛋黄。蛋黄对孩子补铁有益，对孩子的大脑发育也有益。另外，蛋黄里含有的叶黄素和玉米黄素还可帮助眼睛过滤有害的紫外线，延缓眼睛的老化，预防视网膜黄斑变性和白内障等眼疾。

2 大豆

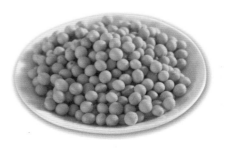

大豆不单单指黄豆，还包含黑豆和青豆。大豆营养全面，含量丰富，特别是含有丰富的大豆卵磷脂。

大豆卵磷脂可增强细胞信息传递能力，从而提高大脑活力，提升细胞膜自我修复能力来保护肝脏等器官。幼儿的大脑发育迅速，学习和认知能力也是在这一时期开始爆发，所以很多奶粉会添加大豆卵磷脂、DHA、ARA等益智因子，就是为了更好地促进宝宝脑细胞的发育和成熟，增强智力，让宝宝赢在起跑线上。大豆卵磷脂能为大脑神经细胞提供充足的养料，使脑神经之间的信息传递速度加快，从而提高大脑活力，消除大脑疲劳，使大脑思维敏捷，提高学习和工作效率。卵磷脂在修复受损伤脑细胞、打通大脑与血液循环之间障碍的同时，可维持脑神经细胞的正常功能，并增强大脑神经系统功能。

3 鱼类

鱼肉富含动物蛋白质和磷质等，营养丰富，滋味鲜美，易被人体消化吸收，对人类体力和智力的发展具有重大作用。

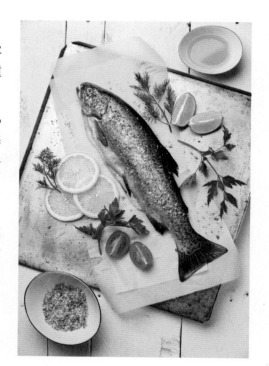

鲈鱼还可治胎动不安、生产少乳等症，是一种既补身又不会造成营养过剩而导致肥胖的营养食物，是健身补血、健脾益气和益体安康的佳品。鲈鱼多为清蒸，以保持营养价值。

大头鱼是补脑效果很好的鱼。大头鱼的鱼头营养价值丰富，含有人脑细胞发育需要的卵磷脂，符合人脑吸收的氨基酸，还含有特殊蛋白质，对小孩子的智力发育极其有帮助。

鲢鱼的肉质细嫩、营养丰富，除了富含蛋白质、脂肪、钙、磷、铁、维生素 B_1，还含有大多数淡水鱼中所缺乏的卵磷脂，可增强记忆、思维和分析能力，让人变得聪明。

带鱼含有 DHA 和多不饱和脂肪酸，EPA 含量高于淡水鱼，再加上带鱼含有丰富的卵磷脂，更具补脑功能。

辐射污染与重金属污染容易损伤胎儿的大脑

在现实生活中，能够影响胎儿智力发育的因素有很多，除了经常被提到的遗传性疾病、营养状况、药物等因素外，还有一个容易被大家忽略的重要因素——环境因素。环境因素所包含的内容是十分广泛的，我们在这里只介绍容易对胎儿发育中造成大脑损伤的两种环境污染，即生活中较为常见的电磁波辐射污染与重金属污染。

在这里，我们首先要明白电磁辐射和电磁辐射污染是两个概念，任何带电体都有电磁辐射，当电磁辐射强度超过国家标准，就会产生负面效应，引起人体的不同病变和危害，这部分超过标准的电磁场强度的辐射就是电磁辐射污染。

现如今，人们的生活被高科技电器所包围，辐射似乎是无处不在。对于准妈妈来说，为了保障宝宝的安全，防辐射成为了孕期的重点工作，很多妈妈担心电磁辐射会危害肚里的小宝宝，凡听到"辐射"两字唯恐避之不及。辐射可以对胎儿造成伤害的明证，以第二次世界大战时美国在日本广岛和长崎两地投下原子弹之后造成的胎儿畸形最为骇人听闻。这两个地方的儿童在之后很多年里患上白血病的病例大幅增加，就是辐射伤害健康的证明。不过这是大量辐射所造成的严重伤害，大量辐射线产生的高能量，会损害 DNA、造成细胞分解或突变，甚至造成胚胎死亡、胎儿畸形、脑部发育不良，及增加日后患癌症的概率。

自 20 世纪以来，科学技术迅猛发展，促进了经济的快速发展，提高了人民的生活水平，然而与此同时，人类也付出了惨重的代价。由于工业"三废"，即机动车尾气的排放，污水灌溉和农药、除草剂、化肥等的使用以及矿业的发展，严重地污染了土壤、水质和大气。这其中所造成的一大污染就是重金属污染，这些重金属污染物质最终会通过各种渠道富集在人、动物、植物中，而人又处于大自然食物链的最高层，最终这些重金属难免会大量沉积在人体内。

重金属的危害非常大。重金属会引发人们中毒，如水银中毒、铅中毒等。人们的身体组织器官、血液受到重金属的侵害后，会出现身体机能下降，严重的还会威胁生命。而对于怀孕的准妈妈而言，如果体内重金属超标，那么过多的重金属（例如铅）会通过胎盘进入胎儿的身体中，影响骨骼发育和大脑发育，会导致胎儿日后存在身体缺陷，甚至是大脑智障。

如何防止生活中的辐射污染

1 电脑、电视屏幕后面的辐射最大

在开机的电脑周围存在着大量的电磁辐射，其中包括 X 射线、紫外线、可见光、红外线等，可以形成特高频、高频、中频及极低频电磁场，也有静电场。其中肉眼看不见的 X 射线，绝大部分被电脑外面的玻璃罩大量吸收，因此，实际上人体所受到的射线照射量很小。但是，经过实验显示，在电脑周围产生的低频电磁场可以干扰细胞的代谢和增殖，从而影响胚胎的正常发育。

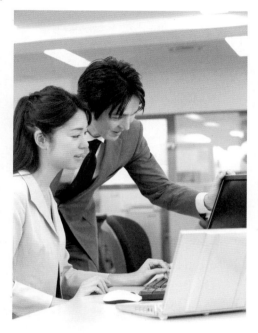

中国聋儿康复研究中心曾通过对北京市 28709 名 0~6 岁儿童听力状况进行调查，得出结论：电脑辐射是导致婴儿听力残疾的头号危险因素。在孕期高频率使用电脑的孕妇，其下一代发生听力障碍的危险能增加 84 倍。

对于电脑，孕妈妈要与之保持 50 厘米的距离，这样会大大降低电脑产生的电磁场强度。要注意不要把腹部靠在办公桌上。如果办公室里有多台电脑，最好要与电脑保持 1 米的距离。也不要长时间地操作电脑。电脑和电视屏幕后面产生的电磁波强度是最大的，所以应避免从电视或电脑的后边穿来穿去。孕妈妈在看电视时，与电视的距离最好保持在 2 米左右，这样既可以看清画面，又能避免对眼睛造成伤害。

2 不要把手机贴在肚皮上

美国耶鲁大学研究机构最近通过研究表明，如果孕妈妈在怀孕的时候经常接触手机，手机产生的辐射会影响到腹中胎儿大脑的健康发育，还会因此增加孩子以后多动症的发病概率。虽然很多人早就知道手机辐射可能对胎儿产生不良的影响，但是这个说法还是第一次通过科学的方法得以证实。

另外，美国威科夫高地医疗中心研究人员通过实验发现，手机的铃声会吓着腹中的胎儿，从而扰乱胎儿的睡眠（觉醒）周期。研究人员追踪调查了处于怀孕7至9个月的妇产科住院医生，让她们随身携带手机，放在靠近胎儿头部的位置，机器每隔5分钟响铃5次，其间研究人员用超声波观察胎儿反应。结果显示，铃声响起时，胎儿出现惊吓反射，包括扭头、张嘴或眨眼。先前研究结果显示，住院医生怀孕时出现妊娠并发症，包括早产、血压偏高、新生儿体重过低的比例高于平均水平，而她们通常随身携带手机。但在现实中不让孕妈妈使用手机是不现实的，因此孕妈妈最好把手机放置在离自己较远的位置为好，在孕期不要经常玩手机，更不要把手机贴在肚皮上给宝宝听音乐、故事之类。

3 孕早期要少拍 X 光

孕妈妈最好避免在孕期拍 X 光片，尤其是怀孕初期。

妊娠3个月以后，胎儿的大多数器官已经基本形成，X线检查对胎儿的危害虽然小了一些，但也会影响胎儿的性腺、牙齿和中枢神经系统的继续发育，使胎儿在子宫内发育缓慢，出生后智力低下。在妊娠末期，胎儿器官发育基本成熟，这时接受 X 光检查的危害不大。

另外，育龄妇女在月经前不宜做 X 线检查。这是因为育龄妇女在月经期前正处于排卵阶段，同时也可能是受精怀孕初期，如果此时接受 X 射线照射检查，则可使其卵细胞或受精卵受到损伤甚至死亡。所以，现在有些国家的卫生部门已明确规定，育龄妇女做 X 线检查时，必须在月经后 10 天内进行。

4 微波炉的安全问题

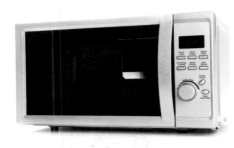

没有人确切地知道使用微波炉是否安全，但是如果你使用的微波炉很旧了，可能会有一定辐射泄漏的危险。这种情况并不应该只在孕期才引起注意，平时也应该注意。检查微波炉有没有辐射泄漏，你只需要把手放在微波炉门边上，看看有没有漏风的感觉就知道了。

你还可以把一张纸夹在微波炉的门缝里，关上门后看你能不能把它拽出来。如果纸能被拽出来，那你的微波炉有可能存在辐射泄露问题。如果你的微波炉好像确实有泄漏，而你又没有条件换新的，那就不要再用它了。

5 日常生活中做好防护措施

虽然在理论上孕妈妈最好远离带有电磁辐射的电器等物品，但这会给孕妈妈的生活带来很大的不便，所以孕妈妈在日常生活中做好防护措施是很有必要的。

研究发现，液晶显示器不会产生电磁辐射，所以孕妈妈一定要操作电脑可考虑将普通显示器换成液晶显示器，或改用笔记本电脑。

孕妇操作电脑时，特别是在怀孕的头 3 个月，最好穿戴防电磁辐射的工作服。也可以采用含有多元素的织物，这种含多元素的织物是当前防电磁辐射比较理想的材料，既可以防电场，又可以消除磁场，还能阻隔少量的 X 射线。但在没有具备相关条件的情况下，也不必全部照搬，穿防护服等措施仅限于所从事职业长期不能远离电脑的女性。

孕妈妈要多食用具有防辐射的食物。如黑芝麻有益肾的功效，多吃可增强身体细胞免疫力，有效保护人体健康；绿茶中的茶多酚是抗辐射物质，茶叶中还含有脂多糖，能改善造血功能；银杏叶提取物中的多元酚类对防止和减少辐射有奇效，坚持服用银杏叶茶，能升高白细胞，保护人体的造血机能。

如何防止生活中的重金属污染

1 孕妈妈要慎用化妆品

孕妈妈应知道有些化妆品对胎儿的危害很大，最好等妊娠之后再使用。

据国外医学专家调查，染发剂不仅会引起皮肤癌，而且还会引起乳腺癌，导致胎儿畸形。所以孕妇不宜使用染发剂。

据法国医学专家多年研究，妇女怀孕后，不但头发非常脆弱，而且极易脱落。若是再用化学冷烫精烫发，更会加剧头发脱落。此外，化学冷烫精还会影响孕妇体内胎儿的正常生长发育，少数妇女还会对其产生过敏反应。因此，孕妇也不宜使用化学冷烫精。

口红是由各种油脂、蜡质、颜料和香料等成分组成，其中油脂通常采用羊毛脂，羊毛脂除了会吸附空气中各种对人体有害的重金属微量元素，还可能吸附大肠杆菌进入胎儿体内，而且还有一定的渗透性。孕妇涂抹口红以后，空气中的一些有害物质就容易被吸附在嘴唇上，并随着唾液侵入体内，使孕妇腹中的胎儿受害。鉴于此，孕妇最好不涂口红，尤其是不要长期抹口红。

指甲油里含有一种叫"酞酸酯"的物质，这种物质若被人吸收，不仅对人的健康有害，而且容易引起孕妇流产及生出畸形儿。

孕妇在孕期脸上会出现色斑加深的现象，孕期祛斑不但效果不好，而且很多祛斑霜都含有铅、汞等化学物以及某些激素，长期使用会影响胎儿发育。

孕妈孕期应尽量避免使用化妆品，如果有必要使用时，应尽量选择适合孕妇的产品，减少对孕妈和胎儿的伤害。

2 这些食物往往重金属含量超标

海鲜：海鲜本是健康食谱中的明星，味道鲜美而且富含营养物质，能预防孕妈妈患上心血管病，更可以改善孕妈妈的情绪和记忆力。但与此同时，海鲜的安全问题也不容忽视。由于污染的蔓延，贝类和海鱼已经成为重金属汞、砷的最大来源，如果孕妈妈长期食用这些问题海鲜，最终会损害胎儿的大脑。

动物内脏：动物内脏尽管有着独特的营养成分，但更有重金属的沉积。因为家禽全靠工业饲料喂养，这些饲料具有不确定性，一旦被动物食用后，饲料里所含的重金属都要靠内脏来完成代谢，这些重金属等有害物质就会沉积在内脏里。湖北省卫生厅就曾经公布湖北省食品污染物监测情况：湖北省动物肾脏中，金属镉的含量超过国家标准值 100 倍。除了镉，动物内脏中还有可能含有铅。那些残留在内脏中的重金属，将会转移到孕妈妈和胎儿的身上，危害不浅。

皮蛋：市场上的皮蛋在制作时，会在鲜蛋的外面包裹一种叫"密佗僧"的辅料，它的化学成分就是氧化铅。加入氧化铅可以促进配料均匀，快速地渗入蛋中，也可使皮蛋迅速凝固，易于脱壳。但在放置的过程中，这些氧化铅就逐渐渗透到蛋内。市场上的皮蛋有铅皮蛋和无铅皮蛋之分，购买时应选择无铅皮蛋。另外，在吃皮蛋时可加些醋，可以尽量减少有毒物质在人体的吸收。

易拉罐装饮料：易拉罐以铝合金做材料，罐内壁涂了一层有机涂料，使铝合金和饮料隔离。有些生产不合格的铝罐在加工过程中，很可能有的地方没涂上保护性涂料，或者涂得过薄，致使罐内壁铝合金与饮料接触。久之，铝元素逐渐溶化其中，尤其是罐中饮料带有酸性或碱性时危害更大。据科研人员对 22 种饮料的调查发现，易拉罐饮料中铝含量较高，比瓶装饮料高 3 ~ 6 倍。

音乐胎教：
会听的宝宝才聪明

音乐胎教是现如今很多
准爸妈都在使用的胎教方法，
但并不只是纯粹地聆听音乐，
而是一个由音乐贯穿起来的
系统且综合的胎教方式，其
中包含聆听、律动、冥想、
歌唱等不同的形式。

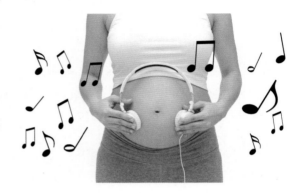

什么是音乐胎教

音乐胎教，顾名思义是通过音乐来施行胎教的行为。音乐胎教是以音乐治疗的
学科专业为基础，以音乐的方式促进孕妇与胎儿健康成长的综合性方法。这一切源
于音乐不仅是一种艺术欣赏的乐声，而且还具有给人带来各种美妙的生理和心理效
应的作用。

美妙的音乐最主要可以使孕妈妈在音乐中放松自己的情绪，让孕妈妈心旷神怡、
心情舒畅，从而改善不良情绪，产生良好的心境，并将这种信息传递给腹中的胎儿，
使其深受感染。对孕妇的身体作用表现为：胎教音乐通过悦耳怡人的音乐效果对孕
妇的听觉神经器官产生刺激，从而引起大脑细胞的兴奋，改变下丘脑递质的释放，
促使母体分泌出一些有益于健康的激素，如酶、乙酰胆碱等，使身体保持极佳状态，
促进腹中的胎儿身体健康成长。

同时轻松舒缓的音乐在胎儿躁动的时候可以起到安抚作用，对胎儿不时发出乐
性声波，可以使胎儿的大脑不断接收到良性刺激。音乐可以很容易引起大脑的反应，
甚至比语言引起的反应更直接和快捷。优美的音乐可以使孕妈妈保持开朗的心境，
进而能够促进孕妈妈分泌一些有益于母子健康的激素和酶，调节血液流量的神经兴
奋，从而改善胎盘的营养状况。

所以，音乐是一种可取的胎教方式。

但是，很多准爸爸准妈妈认为音乐胎教就是简单的让孕妇和胎儿一起听音乐，有的听古典音乐，有的听摇滚乐，有的甚至听流行歌曲、京剧。其实孕期适当听音乐是正确的，但是音乐胎教是要讲究内容和方法的，如要对音乐的种类有所选择，对听音乐的时间要有所控制，并且要注意音频的高低及音量的大小。

音乐胎教误区

1 音乐胎教是直接针对胎儿的

在这里首先要着重强调一点的是：音乐胎教，是通过对胎儿施以适当的乐声刺激，促使其神经元轴突、树突及突触的发育，为优化后天的智力及发展音乐天赋奠定基础。音乐胎教并非针对胎儿直接进行音乐的刺激，而是通过母体传达给胎儿。

从准妈妈的角度来讲，怀孕的准妈妈大多伴随焦虑、紧张、烦躁等情绪，导致饮食与内分泌等功能混乱，民间通常称为"害喜"的反应，实际上是由于母体对怀孕过分忧虑的心理因素而造成，而准妈妈拥有好的心理环境是胎儿健康成长的好摇篮。针对准妈妈的胎教过程是通过音乐让准妈妈减轻对怀孕和生产的焦虑和紧张，为胎儿创造良好的生存环境。并且通过音乐与运动的关系增强母体体质，从而改善胎儿的体质因素。

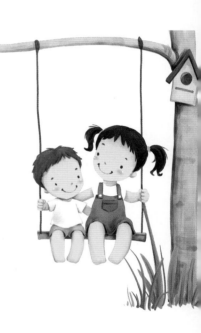

2 怀孕十个月都听一种类型的音乐

准妈妈处于孕期的不同阶段，音乐的选择也要有差别。例如在怀孕早期的时候应选择听一些比较轻松、愉快、诙谐、有趣、优美、动听的音乐，使孕妇感到舒心；而到了怀孕中期的时候，此时随着宝宝的快速生长发育，宝宝的听觉能力也发展起来了，这时候就可以让胎教的内容更丰富一些，多尝试听一些不同类型的音乐；到了怀孕的晚期，孕妇由于临近分娩，而且随着体重的加大会导致行动不便，容易产生身体上的劳累，因此很容易引发孕妇忧虑紧张的情绪，所以这段时期应尽量选择轻松、欢快、柔和的音乐。

3 我的宝宝只听莫扎特

现在十分盛行的"莫扎特效应"，认为莫扎特的音乐能提高人的智力水平，使孩子变得更聪明，很多准爸妈对此深信不疑。要知道"莫扎特效应"是美国科学家弗朗西斯·劳舍尔于1993年在《自然》杂志上发表的论文里提到的实验结论，这种不严谨的结论最后经过唱片商的大力渲染后才受到消费者追捧的。并且，"莫扎特效应"是否存在、具有可靠性，一直被科学家们争论至今。

"莫扎特效应"这种笼统的论断经常会被误解，认为孕期听莫扎特音乐就能产生"莫扎特效应"，就能提升胎宝宝的智力。准妈妈千万不要为了"莫扎特效应"而去选择那些听不懂或情绪上相当排斥的莫扎特音乐，毕竟宝宝在子宫内是听不懂莫扎特的音乐作品的。一切令准妈妈心情愉悦轻松的音乐才是最好的胎教音乐。

4 大声地在腹部播放音乐

如果孕妇是直接把传声器放在腹壁上的，并且播放音乐的声音非常大，那么声波可长驱直入母体内，由于胎儿的耳蜗很稚嫩，胎儿受到高频声音的刺激后，听力极易遭到伤害。轻者出生后听力减退，可能只听到说话声，但却听不见高频的声音，不但音乐听不入耳，中老年后还会过早耳聋；严重者出生后便丧失了听力。因此级不主张将传声器直接紧贴在孕妇的腹部。音乐胎教时，孕妇要离播放源1.5至2米，音量不能太大，要在60分贝以下。

另外，需要注意的是，现在很多的音乐传声器是未经电磁屏蔽的，在使用时会产生电磁辐射，对胎儿和孕妇都会造成伤害。因此音乐胎教时，要注意设备的使用，避免电磁辐射的干扰。

5 准爸妈的情绪配合很重要

欣赏胎教音乐时，准爸妈的情绪配合也很重要，尤其是准妈妈。首先要保持心情愉快，随着乐曲的展开，还可以加入丰富的想象，在脑海中浮现各种美好事物。这时处于音乐胎教的最佳状态，并通过神经系统将这些信息传递给胎儿，让胎儿也能一起感受到音乐的魅力和美感。

另外准爸爸也要注意照顾准妈妈的情绪，要多和另一半进行情感交流，帮助孕妈妈排遣那些不好的情绪，或者和孕妈妈一起欣赏音乐，这样才能让孕妈妈产生更多的良好情绪。

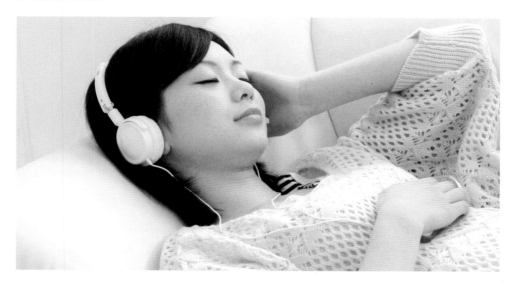

音乐胎教的方法

1 欣赏名曲：《仲夏夜之梦序曲》

　　《仲夏夜之梦序曲》是著名的德国音乐家门德尔松的经典管弦乐作品，该作品倾注了作者的诗情和美感，我们能够从中感受到一种浓浓的青春气息。

　　这首曲子曲调轻松欢快，引子由木管乐器轻轻奏出，和弦速度极慢，音色十分柔和、优美，能够给人一种缓慢而安详的感觉，让人禁不住放下一切的烦恼和忧愁去尽情享受。准妈妈在倾听这首曲子的时候，可以闭上眼睛，渐渐地静下心，和宝宝一起感受其中丰富的迷幻色彩和饱满的情感。

　　门德尔松用他丰富的想象力、优美抒情的风格、精练流畅的笔触，轻轻地描绘了一个属于迷人森林精灵们的王国。通过乐曲，我们可以看到夏天的晴朗明月悬于空中、森林里美丽精灵的舞蹈、小丑的欢笑俏皮……

　　准妈妈可以通过自己对这种美的享受，传输给宝宝以美的感受，心心相印，感受亲情的美好。

2 欣赏名曲：《蓝色多瑙河》

《蓝色多瑙河》全称是《美丽的蓝色多瑙河旁圆舞曲》，是奥地利作曲家小约翰·施特劳斯的作品。

《蓝色多瑙河》由五首连着的美妙小圆舞曲组成。

第一圆舞曲描绘了多瑙河畔，人们陶醉在大自然之中翩翩起舞的情境。

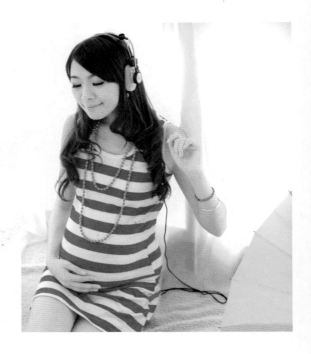

第二圆舞曲描写了阿尔卑斯山下的姑娘们欢快跳舞，格外动人。

第三圆舞曲呈现了舞蹈的狂欢场景。

第四圆舞曲带有热情奔放的节奏感，展示了春意盎然般的心情。

第五圆舞曲则使人联想到在多瑙河上无忧无虑荡舟的情境。最后在欢快的气氛中结尾。

准妈妈和宝宝一起欣赏这首名曲，当柔和的音乐响起来时，可以想象在蓝色的多瑙河畔，朝阳初升，雾气消散，绚丽的霞光使清晨苏醒，很快的，美丽的多瑙河扬起欢乐的波涛。

微风中夹杂着香草的味道，生活中的一切在阳光的沐浴下充满了生机和活力，这种活力会给准妈妈和胎宝宝以希望和明媚的感染。

3 欣赏名曲：《欢乐颂》

《欢乐颂》是《贝多芬第九交响曲》的终曲乐章，作品是贝多芬于1819～1824年创作的。同时，这期间也是贝多芬全部音乐创作生涯的最高峰。

《欢乐颂》是长盛不衰的经典作品。在逝去的这两百年岁月中，几乎所有的后辈音乐家、作曲家都被这部宏伟的作品所倾倒；更有无数业余的听众被这部作品所带来的音乐哲理、音乐气度所感染！因为《欢乐颂》，贝多芬成了神一样的人物，而这首作品成为了人类历史长河中永远不灭的自由、和平之明灯。

《欢乐颂》中文版歌词为：欢乐女神 / 圣洁美丽 / 灿烂光芒照大地 / 我们怀

着火一样的热情 / 来到你的圣殿里 / 你的威力 / 能把人们 / 重新团结在一起……

　　这首乐曲的主旋律进场是由大提琴和低音提琴演奏的，浑厚、低沉的声音在寂静中响起，给人一种深沉、平静的感觉。

　　旋律演奏了一次之后，中提琴进场重复旋律，旋律行进到中音部，主题曲稍亮的音色给旋律带来一种明快的感觉，低音部则退到后面和木管一起伴奏。中提琴演奏完旋律之后也退到伴奏，接着小提琴如歌般的声音欢唱着，让旋律真的活起来。

　　小提琴声部简单重复了旋律后，旋律行进到乐队齐奏，这时铜管、木管吹奏主旋律，其他各声部伴奏，场面十分宏大。由面前的平静、深沉的快乐进入到万众欢腾的场面。

　　欢乐颂的主旋律贯穿始终，一个简单而又优美的旋律将欢乐表现得如此淋漓尽致。

　　在怀孕的第二个月，准妈妈的精神、情绪都处在一个多变的时期，并且可能会觉得充满压力，所以经常听一些欢快、柔和的乐曲，可以帮助平复焦躁不安的情绪。

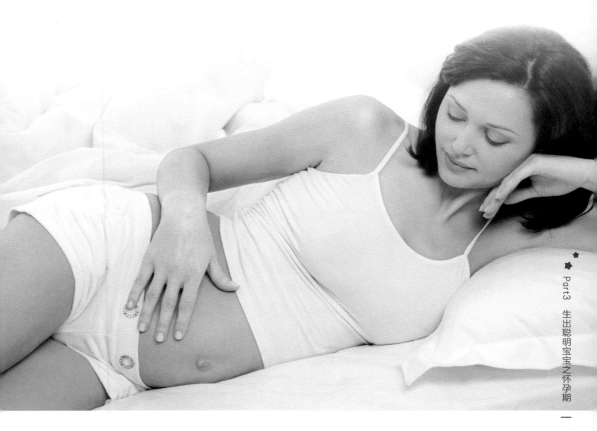

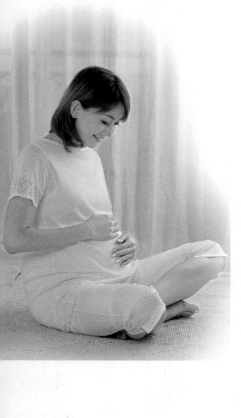

4 准妈妈和胎宝宝 一起听广播

广播是声音的盛宴，播音员的声音悦耳生动，并且普通话都很标准，常常聆听这样的声音，是一种美妙的情感体验，对于胎宝宝更是有胎教的作用。

准妈妈可以经常多听一些亲子类、故事类、文学赏析类、旅游类、音乐类、国学类的广播节目。

一般情况下，每个广播频道的节目都会在固定时间段播放，准妈妈锁定几个喜爱的节目之后，可以每天都在固定的时间打开来听一听。

相对于看电视来说，听广播不仅眼睛不受屏幕的束缚，不会产生头晕等副作用，而且还可以保持更高的大脑活跃度，同时还不影响做其他事情，更有利于心绪的沉静。

因此，准妈妈可以将一部分看电视的时间换成听广播。常常听广播，还可以开阔准妈妈的眼界，获得很多课本里学不到的知识，提高生活中的鉴别能力，陶冶准妈妈的情操，锻炼准妈妈的思维，丰富准妈妈的生活。

此外，如果准妈妈有孕期失眠、难以入睡等情况，也可以经常多听听广播边听广播边休息，很快就可以进入梦乡了。

广播也可以帮助准妈妈们了解新闻，因为怀孕期间，准妈妈不便远行，多听广播，可以了解时事新闻。闲来无事也可以打开广播听一听流行的曲子，有时候还可以了解一下别人的生活趣事。

总的来说，听广播是一种美妙的情感体验。准妈妈经常和胎宝宝一起听广播，可以在不知不觉中增长智慧，开阔眼界，陶冶情操，并以此来丰富自己的生活。

5 欣赏名曲《B 小调第一钢琴协奏曲》

《B 小调第一钢琴协奏曲》是由音乐大师柴可夫斯基创作。柴可夫斯基是音乐界的传奇，是 19 世纪伟大的俄罗斯作曲家、音乐教育家。

柴可夫斯基的作品多反映了沙皇专制统治下的俄国广大知识阶层的苦闷心理和对幸福美满生活的深切渴望。他用自己超高的音乐才能着力揭示人们的内心矛盾，他的作品一般都充满了强烈的戏剧冲突和炽热的感情色彩。

柴可夫斯基《B 小调第一钢琴协奏曲》的开场是宏伟、灿烂而戏剧化的。准妈妈一听就会发现，这些乐符似乎是长着翅膀的精灵，把心房的每一个结都解开了，这是浪漫派音乐精粹。柴可夫斯基以雷霆万钧、铿锵有力的引子主题，铺陈了三十多分钟高超技巧的浪漫派钢琴音乐，钢琴独奏者在此与华丽的配器及动人的旋律奋战，将钢琴之美完全发挥了出来，听者无不动容。

整部乐曲有两个主题：一个急速有力，充满无尽的表现力；另一个稍微比较平静，像穿插在狂烈波涛中暂且的平静，但这种平静也逐渐地转换为强烈的步调，发展成对生活的狂喜赞歌。 这两个主题互相对比，互相补充，互相接应，共同表达着终曲的明朗而乐观的基本思想。最后，尾声的音乐更是高潮迭起，其雄浑的气势、辉煌的效果，都是作者的作品中前所未有的。这两个互相对比的主题幻化出无尽的音乐魅力，如果准妈妈反复倾听《B 小调第一钢琴协奏曲》，就会觉得这支乐曲既好像是波涛起伏的大海，又像是和煦扑面的春风。

这首世界名曲能激发准妈妈很多美好的想象，当腹内的胎宝宝接受了准妈妈这种美好的心理信息以后，心情也自然会变得轻松、愉悦。

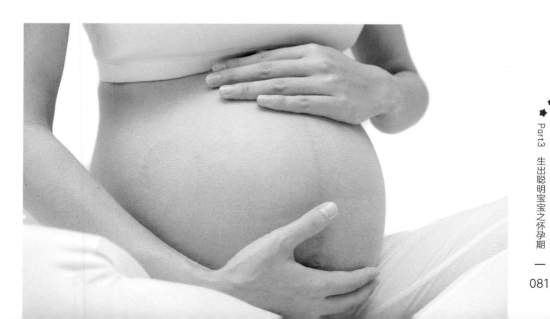

6 欣赏名曲：《土耳其进行曲》

音乐大师沃尔夫冈·阿玛多伊斯·莫扎特（1756年1月27日~1791年12月5日），出生于神圣罗马帝国时期的萨尔兹堡，是欧洲最伟大的古典主义音乐作曲家之一，他的成就至今不朽于时代的变迁。

莫扎特的钢琴小品《土耳其进行曲》是听众特别喜欢的乐曲，以轻松活泼、富于节奏而著称，准妈妈静下心来和胎宝宝一起享受这个奇幻的音乐之旅吧！

《土耳其进行曲》第一小乐段是富于东方色彩的明朗而又雄壮的进行曲，主题音调节奏铿锵有力，气势雄伟，使人豁然开朗，不悦的心情一扫而光。

第二小段几乎是全由十六分音符构成的快速旋律，有如队伍在急速飞快地奔驰，似在唤醒沉睡的人内心的激情。

紧接着的第三小乐段也几乎都是由十六分音符构成的快速旋律，顺着第二小段的旋律一泻而来，不可阻挡，让奔放的热情尽情挥洒。

第四小段与第一小段完全相同，即重复这一乐段中富于东方色彩而又雄壮的进行曲，心情又恢复平静、愉悦。

乐曲的结尾部分较长，它是以进行曲风格的音调为素材，加以变化发展而成的。曲调在A大调上进行，使乐曲显得壮丽辉煌、气势磅礴，音调继续发展，曲调不断推向高潮而结束了全曲。总之，从头到尾酣畅淋漓，让人备受鼓舞。

准妈妈们要相信胎宝宝的听觉和感觉，对欢乐、美好事物的追逐是人的本能，给胎宝宝听这首《土耳其进行曲》，他们会特别喜欢、特别享受，有的准妈妈还会发现胎宝宝在听这首曲时，胎动还会增多。

这首《土耳其进行曲》可以让胎宝宝在追逐乐曲奇幻的音符时，脑部思维流动活跃，促使胎宝宝神经细胞的发展和传递，对智力发育也大有好处。所以准妈妈们可不要小瞧音乐胎教的威力。

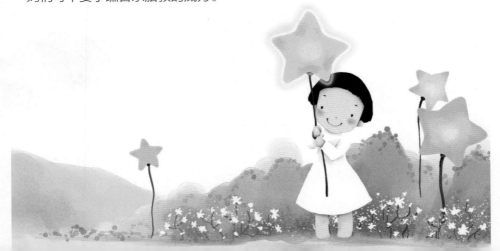

语言胎教：
给宝宝编织一个好梦

语言胎教是声刺激中，除了音乐胎教之外的另一个重要内容。从理论上讲，它的传播途径与音乐胎教是一致的。关于语言胎教的内容，可以是对胎宝宝说话，也可以是带有感情的讲故事、朗读书籍。总之，要以简单、轻松、明快为原则。

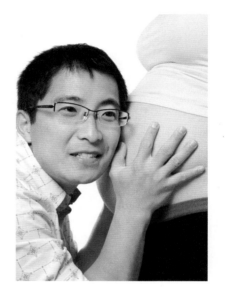

什么是语言胎教

语言胎教，即孕妈妈或家人用语言有目的地对子宫中的胎儿讲话，给胎儿期的大脑新皮质输入最初的语言印记，为后天的学习打下基础。而事实证明，父母经常与胎儿对话，能促进其出生以后语言方面的良好教育，可为宝宝后天学习打好基础。

语言胎教一般在胎儿 4~5 个月后开始比较有效，每天应定时进行，每次语言胎教的时间不宜过长，一般几分钟即可。语言胎教可以是孕妈妈喃喃自语，也可以是对着宝宝说话。有些准爸爸妈妈会比较纠结该跟肚子里的胎儿说些什么问题，其实这完全不用担心，你什么都可以跟肚子里的小宝宝说，包括从早晨起床到晚上睡觉，一整天所经历的事、自己的心情等，都可以和肚子里的小宝宝说。当然，除此之外也要给小宝宝讲一讲故事，讲故事时声音要欢快，语调要柔和，充满感情，这样才能吸引宝宝的注意力。

语言胎教时一定要体现形象性和形象美，只有形象、声音、情感三者统一在一起，形象才生动了，准妈妈才能感到语言胎教的有趣和快乐，胎儿的听觉才能感觉到美好的信息，胎儿的心灵才能留下美好的痕迹。

不要觉得隔着肚皮与胎儿说话是一件深奥难理解的事，只要你用"爱"来看待腹中的胎儿，经常对胎儿说话，就可以刺激胎儿大脑的发育，有助于胎儿智力的开发。

语言胎教应选择那些有意思、能够让人感到身心愉悦的儿童故事、诗词选集、名著等作品进行朗读，将作品中的事物详细地描述给胎宝宝听，带领胎宝宝一起感受故事中的情景画面。

语言胎教注意事项

1 语言胎教要视觉化

跟胎宝宝说话时，先在头脑中把所讲的内容形象化，然后用动听的声音将头脑中的画面讲给胎儿听。这样的话语，就是"画的语言"，这样你就和胎儿一起进入你讲述的世界。你所要表述的内容，也就通过形象和声音输入胎儿的头脑里。

例如在进行语言胎教时，不能只对胎儿念画册上的文字解释，而要把每一页的画面细细地讲给胎儿听，将画的内容视觉化。胎儿虽然不能看到画册上画的形象或外界事物的形象，但准妈妈用眼看到的东西，胎儿可以用脑"看"到，即感受到。准妈妈看东西时受到的视觉刺激，通过生动的语言描述就视觉化了，胎儿也就能感受到了。

2 多让胎儿听听准爸爸的声音

语言胎教不应仅限于准妈妈的声音，准爸爸的声音低沉浑厚，有时候准爸爸具有磁性的声线更能引起胎儿的兴趣。进行语言胎教时，准妈妈可以一边轻轻抚摸肚子一边和胎宝宝说话，然后让准爸爸也这样做，看看胎宝宝对准爸爸的声音有何反应。有很多准妈妈都表示，胎宝宝对准爸爸和准妈妈的反应真的不一样，让胎宝宝多接受准爸爸的声音刺激有利于胎儿出生后与准爸爸建立更多的情感联系。

现在有很多观点认为语言胎教由准爸爸来做或许更为合适，这不仅在于准爸爸的声音有利于让胎宝宝的大脑接收到更多不同的刺激，更为重要的一点是，准爸爸可以更多地陪伴在孕妈妈的身边，对孕妈妈来说是一种很好的情感安慰。

3 让胎宝宝远离噪声

与音乐胎教相比，语言胎教稍不注意就可能变成对胎宝宝有害的噪音。噪音能使孕妇内分泌腺体的功能紊乱，从而使脑垂体分泌的催产激素过剩，引起子宫强烈收缩，导致流产、早产。噪音对胎儿有如此严重的影响，因此，孕妇要警惕身边的噪音，远离噪音污染源，不要让胎宝宝受到噪音的影响。

另外，有时候与外界产生的噪音相比，准爸爸妈妈在进行语言胎教的时候也要注意，对胎宝宝讲话的声音要有所控制，不能粗言秽语，更不能大喊大叫。

语言胎教的方法

1 给胎宝宝读：《金色花》

假如我变成了一朵金色花，只是为了好玩儿，长在那棵树的高枝上，笑哈哈地在风中摇摆，又在新生的树叶上跳舞，妈妈，你会认识我吗？

你要是叫道："孩子，你在哪里呀？"我暗暗地在那里匿笑，却一声儿不响。我要悄悄地开放花瓣儿，看着你工作。

当你沐浴后，湿发披在两肩，穿过金色花的林荫，走到你做祷告的小庭院时，你会嗅到这花的香气，却不知道这香气是从我的身上来的。

当你吃过午饭，坐在窗前读《罗摩衍那》，那棵树的阴影落在你的头发与膝上时，我便要投我的小小的影子在你的书页上，正投在你所读的地方。

但是你会猜得出这就是你的小孩子的小影子吗？

当你黄昏时拿了灯到牛棚里去，我便要突然地再落到地上来，又成了你的孩子，求你讲个故事给我听。

"你到哪里去了，你这坏孩子？"

"我不告诉你，妈妈。"这就是你同我那时所要说的话了。

《金色花》这首诗是印度著名诗人泰戈尔写的。它告诉我们，天真可爱的孩子有着花一般的外表，调皮但又无邪。妈妈对宝宝的爱，是伟大无私的，宝宝对母亲的爱和回报，也是在时刻进行着的。

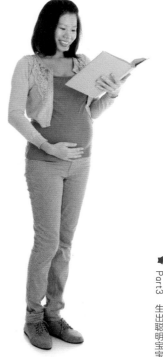

2 给胎宝宝讲故事：《小马过河》

　　小马和他的妈妈住在绿草茵茵的小河边，除了妈妈过河给河对岸的村子送粮食以外，小马总是跟随在妈妈的身边寸步不离。他过得很快乐，时光飞快地过去了。

　　有一天，妈妈把小马叫到身边说："小马，你已经长大了，可以帮妈妈做事了。今天你把这袋粮食送到河对岸的村子里去吧。"小马非常高兴地答应了。

　　他驮着粮食飞快地来到了小河边，可是河上没有桥，只能自己过河去，可又不知道河水有多深。犹豫中的小马一抬头，看见了正在不远处吃草的牛伯伯。小马赶紧跑过去问道："牛伯伯，您知道那河里的水深不深呀？"

　　牛伯伯挺起他那高大的身体说："不深，不深，才到我的小腿。"小马高兴地跑回河边准备过河。他刚一迈腿，忽然听见一个声音说："小马，小马，别下去，这河里的水可深啦！"小马低头一看，原来是小松鼠。小松鼠翘着她漂亮的尾巴，睁着圆圆的眼睛，很认真地说："前两天我的一个小伙伴不小心掉进了河里，河水就把他卷走了。"小马一听没主意了。牛伯伯说河水浅，小松鼠说河水深，这可怎么办啊？只好回去问妈妈。

　　小马的妈妈老远就看见小马低着头驮着粮食又回来了，心想他一定是遇到困难了，就迎过去问小马。小马哭着把牛伯伯和小松鼠的话告诉了妈妈。妈妈安慰

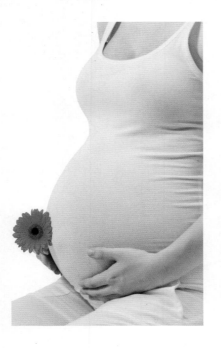

小马说："没关系，咱们一起去看看吧。"小马和妈妈又一次来到了河边，妈妈这回让小马自己去试探一下河水有多深。小马小心地试探着，一步一步地过了河。噢！他明白了：河水既没有牛伯伯说得那么浅，也没有小松鼠说得那么深，只有自己亲自试过才知道。

　　小马深情地向妈妈望了一眼，心里说："谢谢你了，好妈妈。"

　　在这个故事里我们可以告诉胎宝宝的是：小马总是喜欢在妈妈的身边寸步不离，所以它自己一个人的时候都不敢过河去呢。亲爱的孩子，妈妈希望等有一天你长大了，能勇敢尝试各种开始。

3 给胎宝宝读诗：《你是人间的四月天》

你是人间四月天
——一句爱的赞颂

我说 你是人间的四月天；

笑音点亮了四面风；

轻灵在春的光艳中交舞着变。

你是四月早天里的云烟，

黄昏吹着风的软，

星子在无意中闪；

细雨点洒在花前。

那轻，那娉婷，你是；

鲜妍百花的冠冕你戴着；

你是天真，庄严，

你是夜夜的月圆。

雪化后那片鹅黄，你像；

新鲜初放芽的绿，你是；

柔嫩喜悦，

水光浮动着你梦期待中白莲。

你是一树一树的花开，

是燕在梁间呢喃，

——你是爱，是暖，是希望，

你是人间的四月天！

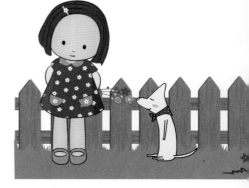

　　这首诗是民国才女林徽因儿子梁从诫出生所作。读这首诗可以让孕妈妈生出与作者同样的感受来：宝宝，你是妈妈的四月天。你是四月的风，让妈妈想跟着你起舞；你是四月的花，让妈妈在芬芳里陶醉。你给妈妈带来了笑容，你如此珍贵，妈妈会好好爱你。

4 讲故事：《找朋友》

长颈鹿长得太高了，它很难交到朋友。有一次，长颈鹿想跟小野猪交朋友。可小野猪跟长颈鹿说话时总是仰着头大声喊，人家以为小野猪是在跟天说话，都说小野猪傻。结果，长颈鹿跟小野猪没有成为朋友。

小乌龟长得太矮了，它很难交到朋友。一次，小乌龟跟牛大哥交朋友。可牛大哥跟小乌龟说话总是低着头咕噜，人家以为牛大哥是自己在跟自己说话，都说它老了。结果，小乌龟跟牛大哥也没有交成朋友。

一天，长颈鹿在路上走，突然被一朵云缠住了脑袋，怎么甩也甩不开。长颈鹿就跑起来，跑啊跑啊，突然，一脚踢着了正在路上爬的小乌龟，当即就把小乌龟给踢飞了起来。就这样，长颈鹿和小乌龟认识了，他们很想成为好朋友。可是，一个这么高，一个这么矮，怎么相处呢？

小乌龟说："我会想个办法，让你不用低头，也知道我小乌龟就在你身边。"小乌龟在身上绑了一个氢气球，气球上画上小乌龟的笑脸，长颈鹿看到气球，就好像见了小乌龟。

在这个故事里我们可以告诉胎宝宝的是：交好朋友不是一件容易的事情，需要双方的共同努力和互相迁就。每个人都有自己的个性和特点，但妈妈希望你有温和的性格，友善的举止，能交到很多很多的好朋友。

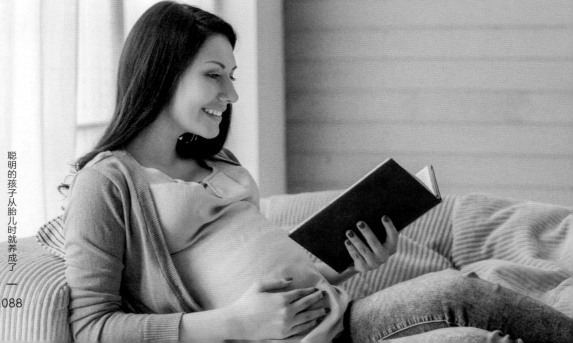

5 讲故事：《卖火柴的小女孩》

圣诞节前夕，天气特别冷，还下着雪，有位失去母亲的小女孩，为了养活生病的爸爸，冒着风雪去卖火柴。她没有棉衣，脚上穿着一双大拖鞋。

已经中午了，她一根火柴也没卖掉。小女孩又饿又冻地往前走，突然，"轰隆"一声，一辆马车飞一样跑过去，她的身上溅满了泥水，而且拖鞋也跑丢了。

夜幕降临，小女孩不敢回家，因为没有卖掉一根火柴。她冻得发抖，需要温暖，于是她决定划一根火柴，"哧"！火柴燃烧了，小女孩觉得像坐在火炉旁一样。火烧得那么欢，那么暖，那么美！当小女孩刚伸出一双脚，打算暖和一下时，火焰忽然熄灭了。她坐在那儿，手中只有烧过的火柴。她又划了一根火柴，火柴燃烧起来，发出了光。墙上有亮光照着的那块地方突然变得透明，她看到房间里的东西，有馅饼、有烤鹅，当她伸出手去，火柴熄灭了，一切又消失了。

她又划了一根火柴，火柴燃烧起来，她发现自己坐在一棵美丽的圣诞树下，比中午见到的那棵圣诞树还要大、还要美丽，它的树枝上有几千支蜡烛。小女孩把双手伸过去，火柴又熄灭了。几千支蜡烛都变成了明亮的星星，这些星星中有一颗落下来，在天空中划出一条长长的亮光。

她又划了一根火柴，火光中出现了日日夜夜思念的祖母，她扑进祖母的怀抱。"祖母！"小女孩叫起来，"请带我走吧！带到那没有寒冷，没有饥饿的地方。我知道，这根火柴一熄灭，你就会不见了。就像那温暖的火炉、那美丽的烤鹅、那幸福的圣诞树一样，我什么也看不见了。"于是，小女孩把剩下的火柴全划着了，因为她非常想把祖母留住。火柴发出更加强烈的光芒，照得周围比白天还要明亮，祖母是那样慈祥，她把小女孩抱了起来，她们在光明和幸福中飞了起来，越飞越高，真的到了没有寒冷、没有饥饿的地方。

新年的早晨，人们看到小女孩仍旧坐在墙角里，她双颊苍白，脸上带着幸福的微笑，手里仍握着一把烧过的火柴梗。

宝宝，妈妈想告诉你：生命的知觉中有寒冷、饥饿、痛苦和孤独，而我们的意志中有温饱、欢乐、爱抚和幸福。孩子呀，当我们渴望温暖时，要学会体会和抚慰和帮助那些身处寒冷中的人。

4 讲故事：《嫦娥奔月》

很久以前，天上有十个太阳，晒得大地都冒烟了，海水干枯，老百姓苦得都快活不下去了。

这时候，有个叫后羿的英雄出现了，他一口气射下九个太阳。最后那个太阳一看大事不妙，连忙认罪求饶，后羿才息怒收弓，命令这个太阳好好为老百姓造福。

一个老道人十分钦佩后羿的神力和为人，于是赠他一包长生不老药，这包药吃了可以升天、长生不老哦！后羿舍不得心爱的妻子和乡亲，不愿自己一人升天，就把长生不老药交给嫦娥收藏起来。后羿有个徒弟叫蓬蒙，是一个坏人，一心想偷吃后羿的长生不老药，好让自己升天成为神仙。

这一年的八月十五，后羿带着徒弟们出门打猎去了。傍晚的时候，找借口没去打猎的蓬蒙闯进后羿妻子嫦娥的住所，逼迫嫦娥交出长生不老药。

嫦娥肯定不愿意给他啊，仓促间就把药全部吞下肚里。马上，她便身轻如燕，飘出窗口，一直飞上云霄。由于嫦娥深爱自己的丈夫，最后她就在离地球最近的月亮上停了下来。

听到消息，后羿心如刀绞，拼命朝月亮追去。可是，他进月亮也进，他退月亮也退，永远也追不上。后羿思念嫦娥，只能望着月亮出神。此时月亮也格外圆、格外亮，就像心爱的妻子在望着自己。

第二年八月十五晚上，嫦娥走出月宫，默默地遥望下界，思念丈夫和乡亲们。她那美丽的面孔，使月亮也变得格外圆、格外亮。

后羿和乡亲们都在月光下祭月，寄托对嫦娥的思念。从此年年如此，代代相传。由于八月十五正值中秋，就定为中秋节。

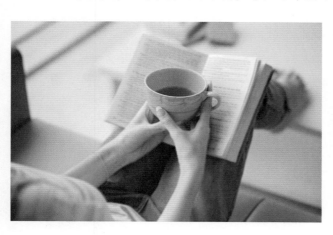

宝宝，妈妈想告诉你：英勇的后羿和善良的嫦娥是一家人，爸爸、妈妈和宝宝也是一家人，以后宝宝出生了，每年我们一家人都会团圆，一起吃月饼，一起中秋赏月。

运动胎教：
让宝宝感受妈妈的爱意

研究表明，凡是在宫内受过"体育"运动训练的胎儿，出生后翻身、坐立、爬行、走路及跳跃等动作的发育都明显早于一般的宝宝。更为重要的是运动胎教可以让母亲和胎儿的血液交换加快，带给胎宝宝更多的营养物质，会让胎宝宝的大脑发育得更好。

什么是运动胎教

运动胎教是指准妈妈适时地进行体育锻炼并帮助胎儿活动，以促进胎儿大脑及肌肉的健康发育。与此同时，准妈妈通过运动能促进体内的新陈代谢，能增强心脏功能，锻炼肌肉，使准妈妈更健康。

通常，胎儿是通过脐带来摄取氧气或营养的，适当的运动能够让孕妈妈充分地摄取氧气，胎儿的大脑也因为氧气充足而发育得更为聪明。运动还能够加速体内废物的排出，有效地缓解孕期的不良反应，转变孕妈妈的心情，让胎儿能够更加顺利地度过整个孕期。

但是有些孕妇担心运动胎教会伤害到腹中胎儿，而不敢参加适当的劳动和运动，这是不对的。相反，适当的运动能使全身肌肉活动，促进血液循环，增加母亲的血液和胎儿血液的交换；能增进食欲，使胎儿得到更多的营养；能促进胃肠蠕动，减少便秘；还可以增强腹肌、腰背肌和骨盆底肌的能力，有利于改善盆腔充血和使分娩时的肌肉放松，减轻产道的阻力，有利于以后顺利分娩。

运动胎教有各种各样的方法，其中包括孕妇操、孕妇瑜伽、胎教瑜伽、户外散步、孕妇游泳、按摩胎教等。运动胎教是很好的并且具有科学依据的胎教方法，但是在实行运动胎教的过程中应该注意使用适当的方法，避免不恰当的运动给胎宝宝带来伤害，比如要选择适合自己的运动、运动时要选择合适的时间与地点、运动之前应先热身等。

运动胎教注意事项

1 孕妈妈运动时衣着要合适

孕妈妈在运动过程中应身穿合适的运动衣服，可以宽松吸汗的衣裤为主，除顾及舒适外，必须能排汗顺畅，以降低皮肤温度。若是孕妈妈上围较丰满，也可挑选调整型或运动型内衣，并在乳头上擦点乳液，降低衣服对乳头皮肤的刺激。

2 孕妈妈运动前后要暖身

怀孕过程中，所有的血液补给均是以子宫与胎儿为优先的。因此，母体内循环的系统运作不如孕前来得有效率，运动前应先做 5 ~ 10 分钟的暖身操，让身体肌肉慢慢调整至最佳状态，运动结束后也要做 5 分钟的缓和运动。孕妇运动时心率不能过快，尽量不超过最大心率。运动中孕妇如出现晕眩、恶心或疲劳等情况，应立即停止运动；如发生腹痛或阴道出血等情况，要及时到医院检查。

3 孕妈妈运动前后要及时补充水分

孕妈妈在锻炼前和锻炼后要及时补充水分，不要在高温和潮湿的天气里过度锻炼，即使在凉爽的气候中，也不宜锻炼得满头大汗。一旦锻炼中出现身体不适的时候就应该立即去看医生。运动中如出现疲劳、眩晕、心悸、呼吸急促、后背或盆骨疼痛时，应该立即停止运动。

4 孕妈妈运动方式要注意选择

在怀孕期间，孕妈妈应尽量选择既安全又有锻炼作用的运动方式。例如散步是孕妈妈最为适宜的运动，可以很好地增强胎宝宝的心血管功能；游泳也是非常好的运动方式，可以锻炼孕妈妈大肌肉群（臂部和腿部肌肉），对心血管也很有好处；适宜的运动还有有氧操和瑜伽，可以保持孕妈妈的肌肉张力，使身体更加灵活，而且关节承受的压力也很小。

在怀孕期间孕妈妈不宜进行过于激烈的运动。在怀孕中期和怀孕晚期骑自行车对孕妇有危险，因为孕妈妈这时的平衡感和平时有所差别，所以更容易摔倒。孕妈妈最好做不紧不慢的运动，如游泳、打太极、散步、比较简单的胎教瑜伽等。一定要避免强烈的腹部运动，也要避免做和别人有身体接触的运动。也不能进行跳跃性的或者需要冲刺的运动，要避免做快速爆发的运动，如打羽毛球、网球等，骑马或者潜水等运动也不适合孕妇，尤其是潜水很容易使孕妇处于缺氧状态，导致胎儿畸形。

运动胎教的方法

1 做孕期瑜伽

刚刚怀孕两个月，准妈妈还不适宜进行一些强度比较大的运动，但是可以经常做一下运动量较轻的瑜伽的简单动作，有助于准妈妈缓解疲乏和帮助胎宝宝健康成长。

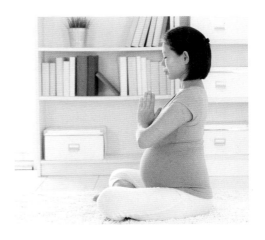

眼部瑜伽

1. 挺直腰背，双腿自然散盘，双手放到膝盖上，掌心向上，食指和拇指相触，睁大双眼正视前方。
2. 将眼珠滚向眼眶的顶部。
3. 再将眼珠滚向眼眶的底部。上下滚动重复 8 ~ 10 次后，闭上双眼稍作休息。
4. 睁大双眼正视前方，将眼珠滚向眼眶的右部。
5. 再将眼珠滚向眼眶的左部。左右滚动重复 8 ~ 10 次后，闭上双眼稍作休息。

功效 此练习有助于舒缓眼球的紧张，使视神经疲劳得到缓解，增强眼部肌肉，保持正常视力。一般情况下，你觉得视力不如从前，很可能会考虑是不是眼角膜积水或其他病变，但是在孕期出现这种情况属于正常现象。

颈部瑜伽

1. 挺直腰背，双腿自然散盘，双手放到膝盖上，掌心向上，食指和拇指保持相触。
2. 呼气，头向后，下巴尽量上抬。吸气，头回正中。
3. 呼气 3 ~ 5 次，低头放松后颈部。吸气，头回正中。上下重复此式。
4. 呼气，颈部自然向左转动，吸气，头回正中。
5. 呼气，颈部自然向右转动，吸气，头回正中。左右重复此式 3 ~ 5 次后，恢复到起始姿势，然后稍作休息。

功效 此练习可以消除颈部和肩膀上部的紧张感，减轻颈部疾病，缓解由于怀孕期身体变化而引起的肩颈酸痛等现象。但是，准妈妈在进行此练习时，应该注意安全，双肩不必向上抬起，以保持呼吸顺畅。

2 多做排毒按摩

人体总会通过各种各样的方式接触和吸入外界"毒物"，包括呼吸、饮食、皮肤接触等，时间长了，这些被吸收的毒素会在我们的身体里面蓄积，从而对我们的健康造成一定的危害。

对于正处在怀孕期的准妈妈来说，这种危害会更加明显，而且准妈妈在怀孕期间，身体的抵抗力会下降。因此，通过一些按摩的方法来进行自身的排毒，保证自己和胎宝宝的健康是十分重要的。

排毒按摩方法一：两只手的手掌完全接触腰部，前后交错不停地按摩，直到腰部逐渐升温。

排毒按摩方法二：两只手的拇指交叠，按摩时以手后掌为轴心，双手分别向外按摩，在腰部及下腰画扇形。

排毒按摩方法三：两只手的手掌交替轻轻拍打腰部或下腰，最好是用手指部分轻击腰部，然后整个手掌顺势滑向下腰，另一只手的手掌同时开始新一轮轻拍。

按摩注意事项：准妈妈在按摩之前最好衣着宽松、舒适，尽量不要穿紧身的衣服。按摩时选择宽敞的环境。由于毒素可以通过出汗和尿液排出，所以准妈妈在做排毒按摩之前最好先适量地饮水。

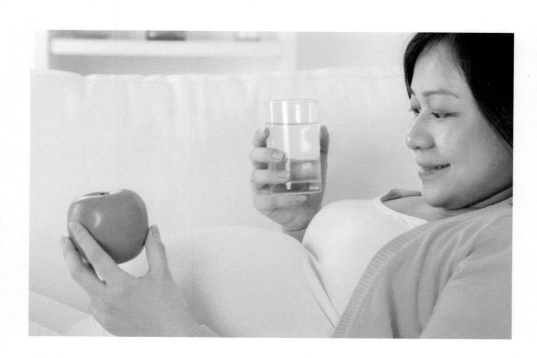

3 做做家务有必要

我们都知道女性怀孕后要尽量避免从事繁重的体力劳动，但是适当的活动是必不可少的，比如在准妈妈不感觉累的情况下做些力所能及的家务和工作对胎宝宝的健康成长是有好处的。

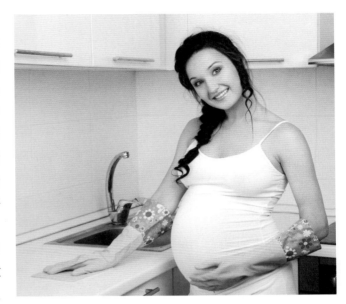

例如，准妈妈在日常生活中可以做一些煮米饭、收拾屋子、扫地、为胎宝宝选购衣物的家务，适当地做这些一般的家务不仅可以锻炼身体，而且有助于调剂生活，更是很好的胎教课程，能够帮助培养胎宝宝爱劳动的好习惯。

但是准妈妈在做家务的时候需要注意以下几点：

1. 早孕反应比较严重的准妈妈最好不要做饭炒菜了，以免厨房的油烟等气味刺激而加重不适。
2. 在春、冬季，洗衣服、洗碗不要用冷水，以免染上寒气。
3. 不要登高和弯腰取物，不要搬抬重物。
4. 洗衣服、擦地板等都会令腹部受压，最好不要做太长时间，因为腹部过度受压，会压迫子宫，有可能损害胎宝宝或引起流产。
5. 避免久站，做家务一段时间后休息一会儿，不可太过劳累。

适度的运动不仅能使准妈妈拥有健康的体魄，而且还能帮助准妈妈调剂漫长的孕期生活，让准妈妈和胎宝宝的小日子有所寄托。运动并非指某一种特定的运动项目，适当地做一些家务也是一种良好的运动胎教方式。

4 锻炼肌肉群

阴道分娩的过程需要消耗大量的体力，包括腹肌、肛提肌等在内的全身多组肌肉都要参与到这一过程中。分娩过程要有效顺利地完成，需要肌肉群有一定的力量以及身体有良好的协调性。准妈妈在平时要多注意对这些肌肉群的锻炼，为分娩做好充分的准备。

准妈妈在怀孕期间可以有意识地锻炼腹部、腰部、背部以及骨盆的肌肉，不仅可以避免由于妊娠体重增加和重心改变而导致的腰腿痛，还有助于减轻临产时的阵痛，能够促进顺利地自然分娩。

准妈妈在锻炼之前，最好能够先通过医生咨询和了解自己的身体状况，检查是否有可能会发生流产或早产的情况，在确定对自己和胎宝宝安全的情况下进行锻炼。

此外，如果是适宜运动的准妈妈，也可以参加孕妇健身班，在专业人士的指导下进行锻炼，这样可以避免运动过程中伤到自己和胎宝宝。

准妈妈可以多练练体操、偶尔骑一下固定自行车、做一做瑜伽，还可以在水中漫步等，这些都是锻炼准妈妈的腹部、腰部、背部和骨盆肌肉的简单而又有效的方法。

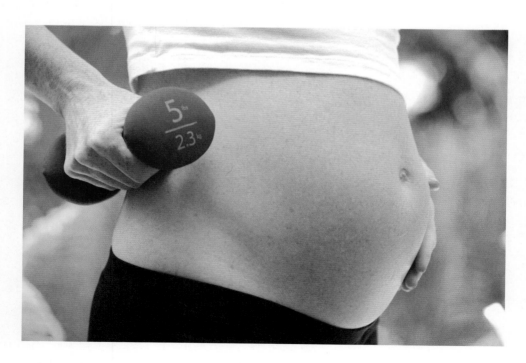

5 健美胸部按摩法

胸部的按摩有助于增强准妈妈乳晕、乳头对哺乳刺激的耐受性。如果准妈妈能长期坚持的话，不仅可促进乳汁的分泌与恢复，还能防止胸部下垂。所以准妈妈们，赶紧学起来吧！

首先，准妈妈可保持半坐位，先将右手放在左侧腋窝附近，左手放在右手手背上，以肩部为中心，开始轻轻地活动手肘，右手则按照从左到右的方向轻柔地按摩左侧乳房。按摩的力度以不感到疼痛为标准。

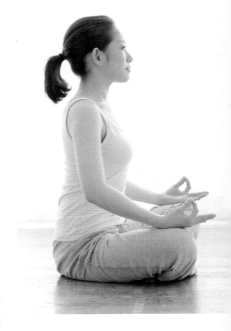

然后，右手手掌弯成"C"字形状，轻轻地托住左侧乳房，然后左手轻轻地按压在右手手背上，以肩膀为中心，缓慢有节奏地上下推动乳房。

最后，换右侧乳房，重复上述操作即可。

健美胸部的按摩最好在睡前进行，这样不仅有利于胸部血液循环，还能有效地促进睡眠。同时，准妈妈在按摩的过程中要密切关注自己的身体反应，尽量不要刺激乳头和乳晕，容易引起宫缩。如果出现宫缩频繁，要马上停止按摩。

6 缓解便秘运动法

在妊娠期间，由于子宫不断变大会压迫肠部，可能会导致孕妈妈便秘。现在介绍一种利用活动腰部来刺激肠部、缓解便秘的运动，孕妈妈在家可以试一试。

旋转骨盆：准妈妈正面站立，两脚打开与肩同宽，伸直背肌，膝盖轻度弯曲，把手放在腰骨附近，让上半身保持稳定，然后开始慢慢左右旋转骨盆，幅度以自己感觉舒适为佳。

纵向活动骨盆大：准妈妈浅坐在椅子上，伸直背肌，两脚张开，使上半身保持平稳，一边慢慢吐气，一边弓着腰让身体靠近椅背，然后吸气，接着重复上面的动作即可。

侧压骨盆：准妈妈取坐位，左腿尽量向左侧打开，右腿屈曲收回，尽量将右腿脚心放在左腿根部。边吐气边慢慢向左侧倾倒，慢慢倒下后吸气，接着重复上面的动作，以8次为基准，左右交替进行。

7 简单伸展运动

运动项目：坐姿划船。

锻炼部位：背部肌肉。

主要锻炼：背阔肌、大圆肌、三角肌后部、 肱二头肌。

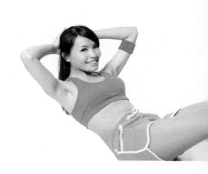

锻炼方法：平坐在椅子上，双手向后拉固定在前方的橡皮筋，来回水平运动。吸气，用力拉橡皮筋至胸廓下部，挺胸，将橡皮筋拉向身体的同时，肘部尽量向后，动作完成时呼气，这是训练背肌的良好方式。

注意事项：练习时要保持腰背平直，动作不宜过快，拉伸幅度也不要过大。

运动项目：坐姿拉背。

锻炼部位：背部肌肉。

主要锻炼：背阔肌。

锻炼方法：平坐在椅子上，双手向下拉固定在头顶的橡皮筋。吸气，从头上方位置垂直下拉橡皮筋至颈后与肩平，或从头上方位置垂直下拉橡皮筋至胸前，稍停2~3秒钟；然后呼气，沿原路缓慢还原。每个动作重复15次左右，每天一次。

注意事项：下拉的时候肩部肌群要放松，动作还原时不要耸肩，否则会影响背阔肌的受力；身体不要前后摆动，要始终保持与地面垂直的状态。此运动可以有效增强臂力及背部肌肉力量，令准妈妈生产时臂肌和背肌能够均匀用力，有助于顺产。

运动项目：随意操。

锻炼部位：全身。

主要锻炼：四肢及腰背。

锻炼方法：在家里或外出散步时，可轻举举脚或扭扭脚脖子，甩甩胳膊或转转肩部与肘部，平举胳膊上下活动手腕，扭扭脖子转转脑袋等，以活动筋骨、减少疲劳；或者按摩按摩头部、颈部、肩部、腰部，以舒舒筋骨、放松肌肉。

注意事项：动作不要过大，不要太猛，要注意保护宝宝，不要让自己感觉疲劳。

情绪胎教：
胎儿能与妈妈共悲喜

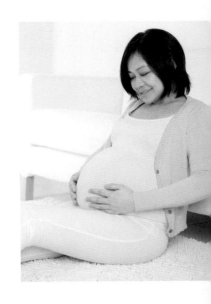

实际上，胎儿在母亲体内并不是只知道睡觉，而是一直都在接受母亲的生理和心理变化的影响。孕妈妈始终保持美好的心境和愉快的情绪，使胎儿一直在温馨的环境中生长发育，对孩子以后的性格形成有着良好的影响。

什么是情绪胎教

情绪胎教，就是通过对孕妈妈的情绪进行调节，创造温馨的氛围及愉悦的心境，并且通过母亲的神经递质作用，来促进胎儿的大脑产生良好的发育。

孕妈妈的情绪不仅会影响到自身的食欲、睡眠、精力、体力等，而且可以通过神经与体液的变化影响到胎儿血液的供给、心率、呼吸、运动等多方面的变化。如孕妈妈产生焦虑的情绪时，腹中的胎儿往往会出现多动、易怒的表现；在巨大的恐惧压力下还可能导致发生孕妇产出死胎或者足月胎儿体重过低的情况；临产的孕妈妈会因为过度不安而导致肾上腺素分泌增加，可能会发生滞产或产后大出血的状况。

另外，情绪胎教的另一个目的是要让母亲的修养不断提高、孕期的生活品位增加。在由女人向母亲角色转变的过程中不断地提升内心品质，达到母仪胎儿的目的。这对胎儿的情绪、性格、健康、心理起着至关重要的作用。在我国历来都有"母仪天下"的美德，正是讲母亲的行为决定着孩子的未来。

准妈妈要时刻保持愉快的心情，要心胸宽广，可多畅想孩子的美好未来。平时可多听听优美的音乐，多阅读一些儿童相关书籍，保持一份开朗、恬静的心情。

另一方面，丈夫应了解怀孕会产生的一系列生理、心理变化，应加倍爱抚、安慰、体贴妻子，做她有力的心理支柱，尽可能使妻子快乐，多做美味可口的食品。建设美好的生活环境，使生活舒适，谈吐幽默诙谐，双双憧憬美好的未来，这是做父亲给自己孩子的第一份美好的礼物。

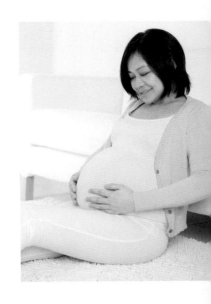

Part3　生出聪明宝宝之怀孕期　一

情绪胎教注意事项

1 准爸爸是情绪胎教不可或缺的角色

有些准爸爸认为胎教是孕妈妈一个人的事，这是大错特错的。要知道孕妈妈的情绪是很容易受到多面因素影响的，而丈夫往往是其心理上的最有力依靠，可以很好地安抚孕妈妈的不良情绪。

怀孕的妻子一个人要负担两个人的营养及生活，非常劳累。如果营养不足或食欲不佳，不仅会使妻子体力不支，而且严重地影响胎儿的智力发育。因为宝宝智力形成的物质基础有 2/3 是在胚胎期形成的，所以丈夫要关心妻子孕期的营养问题，尽心尽力当好妻子和胎儿的"后勤部长"。

妻子由于妊娠后体内激素分泌变化大，产生种种令人不适的妊娠反应，因而情绪不太稳定，因此，特别需要向丈夫倾诉。这时，丈夫要用风趣的语言以及幽默的笑话宽慰和开导妻子，这是稳定妻子情绪的良方。另外，丈夫还应积极支持妻子为胎教而做的种种努力，主动参与胎教过程，陪同妻子一起和胎儿"玩耍"，给胎儿讲故事，描述每天的工作和收获，让胎儿熟悉父亲低沉而有力的声音，从而产生信赖感。

2 忌忧郁心理

很多调查数据显示，有高达五分之一的孕妈妈会在怀孕期间表现出抑郁的症状。但是很少有孕妇会主动向人述说自己的忧郁症状，特别是中国的文化传统认为怀上宝宝是一件值得家人庆贺的喜事，因此导致很多孕妈妈不便向别人透露自己的"不良情绪"。

初步的人和动物实验表明，患有类似忧郁症这类心理疾病的孕妇如果得不到有效的治疗，会影响其胎儿的发育，如会导致婴儿出生时体重偏低、早产甚至是胎儿的大脑发育受损，严重的还可能会引起胎儿的口唇畸变。

孕妇经常处于忧郁的状态会导致大脑的皮层和内脏之间的平衡关系失调，从而导致循环系统功能的紊乱，而致使胎盘会早期的剥离，甚至是会造成胎儿的死亡的。另外，怀孕期间出现抑郁障碍的妇女也更易出现产后抑郁症。

3 忌大怒

怀孕期间孕妈妈可能会产生很多的不良情绪，其中要特别注意和避免的是发怒，尤其是大怒。孕妇发怒时会让胎儿感到害怕，还容易让胎儿出生后容易烦躁、抑郁，而且可能患多动症。在孕早期和孕晚期生气，对胎儿的影响最大。

情绪胎教的方法

1 调控情绪，自我减压

怀孕后，受到黄体酮和雌激素等调节生殖期雌性激素的影响，准妈妈的情绪可能会多变，而且感觉处在一种无形的压力之中。

准妈妈情绪波动最容易发生在怀孕开始的1～2个月。准妈妈的心情可以影响到胎宝宝的健康和性格，严重的情绪压力甚至会导致流产。因此，为了胎宝宝的健康和快乐，准妈妈应该学会调节和控制自己的情绪，自我减轻压力。

如果准妈妈正处在情绪波动的状态中，应该及时提醒自己采取转移烦恼、宣泄积郁、积极社交等方式，保持一种平和恬静的心态。如果准妈妈正处在生活、工作或者不适应怀孕的压力之中，则应该学会自我减压、释放压力。如果经常感觉压力大，容易导致血压升高、发生胃肠道疾病，不利于身心的健康。对于准妈妈来说，学会释放压力非常重要，感觉轻松的状态对于胎宝宝更加有利。

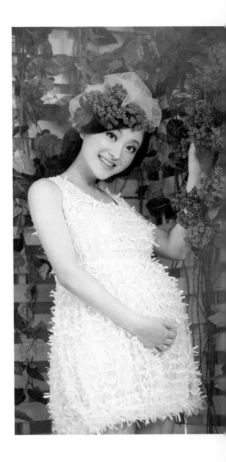

曾有研究实验表明，准妈妈如果能够避免压力，尽量放松心情，生出来的宝宝可能更加擅长交际；如果怀孕时压力大并且没有办法放松下来，孩子将来在社交和语言等方面的发育也会受到影响，甚至可能会导致抑郁症、孤独症等。

准妈妈的压力感对孩子性格的影响是激素的作用，如果倍感压力，雄性激素就会增加，胎宝宝在第13周左右就会受到这种情绪的影响。

准妈妈在怀孕期间应该尽量减少工作量，多散步，听一些轻缓、舒畅的音乐，以此来调节情绪，自我减压。

2 培养自己的幽默感

幽默，就是利用机智、自嘲、调侃、风趣的行为给人带来欢乐，消除敌意，缓解摩擦，缓和紧张的焦虑感。日常生活中，我们不难看到，一个富有幽默感的人总是充满人格魅力。

对于怀孕十个月长长的孕期中，准妈妈难免会遇到各种心烦的事情，也会遭遇各种负面情绪的干扰，这时候，善用幽默就一定能够收获快乐。

所以，准妈妈适时地培养自己的幽默感也是很有必要的。幽默感其实是可以通过时间和实践培养起来的。

比如，多了解各方面的知识，从而扩大自己的知识面，因为知识面是幽默感的基础。你所了解的东西多了，能够不断地学会自我充实，收集素材，在关键时刻总能运筹帷幄。

培养一种洒脱的心态也很必要。学会谅解他人，乐观对待现实，多一点笑容和游戏，人生就会变得轻松、幽默。学会观察身边的一切，迅速捕捉事物的本质，以恰当的方式谈笑人生，也能够使人变得快乐。

准妈妈可以学会一些幽默的小技巧，比如偶尔做一些"蠢事"，多与人分享生活中的趣事或笑话，多看多听相声节目等。

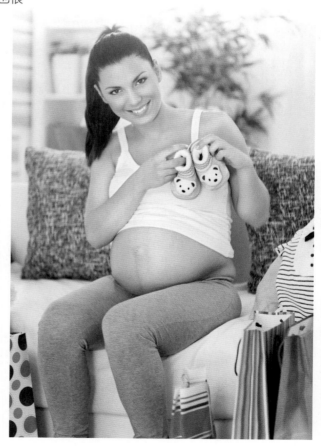

3 体会做妈妈的幸福

幸福其实并不遥远，只要用心去感受，就会发现身边处处都是幸福。怀孕是每一个女人独有的幸福感，所以尽情去享受做妈妈的幸福吧！

当准妈妈开心的时候，胎宝宝会在肚子里动来动去，你想象他或她也在手足舞蹈着，想要和你一起哈哈大笑；当你暗暗伤神的时候，胎宝宝似乎也不爱动弹，害怕惹你生气，也或许咬着手指头在想：妈妈难道生我的气了吗？你再也不会觉得孤单，因为有个小生命在你体内，总能第一时间感受到你的喜怒哀乐，他或她爱你就像你爱他或她一样。

怀孕之后，除了未出生宝宝的喜悦感之外，准妈妈还会有很多特有的幸福呢。准爸爸会花更多时间陪伴你，每天抢着做家务，想着做你爱吃的菜。吃饭的时候，丈夫会给你夹爱吃的菜，天冷的时候会及时给你披上外套，腿酸的时候会贴心地帮你按摩。每天给你热一杯牛奶，每天带着你去散步，早早就开始和你为宝宝准备小衣服，小幸福时时刻刻都在身边上演。总之，准妈妈整个都会被丈夫浓浓的爱包围着。

上班的时候，同事总是贴心地为你取放高处的物品，时不时教你一些应对怀孕不适的小妙招，桌子上也摆满了同事给你防辐射的小植物，总是交给你最轻松的工作任务。这些可都是平时体会不到的关怀呢！

出门的时候，公交车上总是有人主动让座位，路上行人也会好心地给你让出不太拥挤的空间，总之大家对着准妈妈都是关心爱护的眼光。这一切都让你感觉到这个世界的美好。

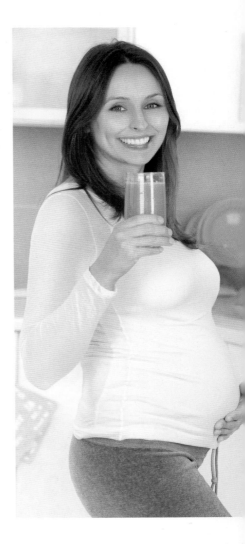

4 哼唱喜爱的抒情歌曲

怀孕后期的准妈妈由于肚子有明显的沉重感，会很容易感觉累，心情有时也会突然郁闷，甚至会感觉怀孕生活有些压抑。为了避免这些情况的发生，准妈妈可以用哼唱歌曲的方式让自己心情放松。

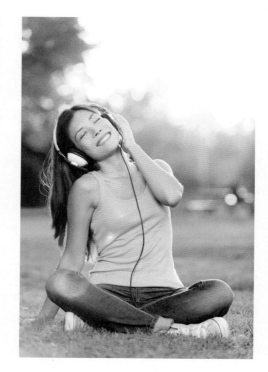

唱歌除有相当高的艺术价值之外，还有很大的健康价值，不仅能让准妈妈心情愉快，而且还能增强身体的免疫能力，是保持身心健康的一剂"天然良药"。

唱歌也是人类自古以来的一种本能，是人们很好的一种情感表达方式。胎宝宝通过准妈妈的哼唱，可以得到来自妈妈的信息，这样可以促使其发育过程中产生积极的心理变化，胎宝宝的发育也会更加健康。

准妈妈在哼唱抒情歌时，不仅可以使自己的心情和谐宁静，同时通过从歌曲中感受到的意象和寓意更加热爱生活。比如准妈妈可以在小树林或公园中一边散步一边歌唱，这是一种非常愉悦心灵的情绪胎教法。

一边歌唱，一边从歌词中体会着各种人生韵味，聆听来自大自然的各种声音，感受生命最美好的韵味。看着树木成长是否会发出无限的感慨；凝望着绿绿的树叶，是否感觉所有的生命都鲜活起来；抚摸着强壮的树干，是否能感受到宝宝健康的心跳。一边唱着大自然的赞歌，一边沁闻着花的芳香，心情变得无限苏畅；此刻拥抱着的小树，仿佛就是将要出生的宝宝。

此刻心潮荡漾，感觉宝宝将会像树木一样健康成长，将会像树木一样扎实和善良，把生命植根于泥土，把爱恋撒到大自然。

推荐准妈妈哼唱的歌曲如《小路》《大森林的早晨》《高高的白杨》《小白杨》等。

5 插花——高雅的心灵启示录

很多准妈妈在怀孕后都会遇到这样一个问题——很闲，闲得不知道干什么，最后闲着闲着就闲出郁闷、闲出委屈。而插花不仅可以帮助准妈妈打发无聊的时间，同时可以愉悦心情、陶冶情操，培养艺术细胞，可谓一举数得。

插花是根据一定的构思选材，遵循一定的创作法则，将花插成一个优美的形体，借此表达一种主题，传递一种感情和情趣，使人看后赏心悦目，获得精神上的美感和愉快。

插花拥有无限的魅力，它比较注重画面的完整统一并与环境和谐。插花给人以极美的享受：花材之间的有机结合，容器与造型的浑然一体，基座与配件搭配得天衣无缝，题跋的搭配以及多层次的欣赏方式等等，都能让准妈妈体验到很多生动的美。

插花以"花"作为主要素材，在瓶、盘、碗、缸、筒、篮、盆等七大花器内造化天地无穷奥妙的一种盆景类的花卉艺术，其表现方式颇为雅致，逼真生动，且富有层次感，娇美的花朵高雅而清新，配上别致的花盆，更令人着迷。

插花对准妈妈和胎宝宝有许多的好处。"赏花乃雅事，悦心又增寿"，赏花是一项有益于身心健康的活动。鲜花，不仅是美的象征，更是人类天然的"保健医生"。五彩缤纷的花卉能调节人的情绪，如红色能促进人的食欲；绿色可起到稳定情绪，能除焦虑，消除视觉污染，保护眼睛作用；紫色能使准妈妈心情怡静。

花香沁人心脾，忧愁、焦虑、苦恼自然烟消云散。插花能让准妈妈的心情宁静安详，而这些胎宝宝都能感受得到。

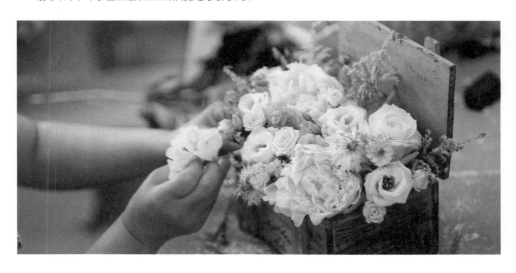

6 心理暗示缓解紧张心情

准妈妈恰当地使用心理暗示可以起到消除紧张、焦虑情绪，建立乐观积极心态的作用。

宝宝即将出生了，可是不知道是比预产期提前、推后还是刚好，准妈妈们会因为各种关于生产的问题产生紧张的情绪，比如"宝宝出生时万一医生突然遇到状况怎么办""医院突然停电怎么办"等一系列让人哭笑不得的问题。此时准妈妈就需要马上用理智控制自己的紧张情绪，并且对自己进行自我暗示：我的身体很健康，怀孕 10 个月来对饮食和睡眠都非常注意，而且现在医学这么发达，医院里有那么多的医生在，古代没有医院没有医生孩子也照样出生，我的宝宝也会很顺利地出生，将来也会很健康地长大。

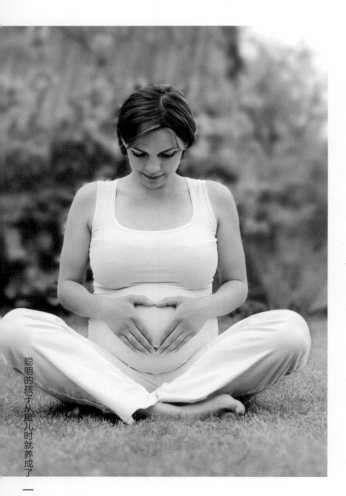

准妈妈的这种积极的自我暗示，有利于身心健康。或许每一个准妈妈都听过"分娩乃女性过生死大关"这种说法，但一定要在内心不断地告诉自己：这句话在过去很合适，因为过去卫生条件差，医疗设备落后，造成分娩的死亡率很高；现在不同了，如今分娩，发生意外事故的极少，先进的医疗水平完善的医疗设备完全可以保证母子平安。

所以，准妈妈不必紧张，更不必担心。而对于那些有妊娠后期并发症的人，最好提早入院，医生会针对情况，采取必要的医疗措施，以保证安全分娩。

美育胎教：
妈妈性情好，胎儿智更高

美育胎教要求准妈妈通过看、听、体会生活中一切的美，并将自己美的感受通过神经的传导作用让胎宝宝感觉到。通过艺术进行美育胎教，会训练胎宝宝对于美的良好感觉，为 TA 日后创造美的能力打下基础。

什么是美育胎教

美育胎教是在胎儿意识存在的前提下，通过母亲对美的感受，将美的意识传递给胎儿的胎教方法。其主要包括音乐美学、形体美学和自然美学。

音乐美学是通过孕妇在欣赏音乐的心理和生理两种途径，达到对胎儿音乐胎教的目的。心理上，母亲通过音乐使心情愉快，心旷神怡，从而使情绪达到最佳状态，并将这一信息传递给腹中胎儿，使其安静下来，感受到这个世界的美妙；生理上，动人的音乐能激起母亲自主神经系统的活动，使体内分泌多种激素，这些激素经过血液循环进入胎盘，使胎盘的血液成分发生变化，有利于胎宝宝健康的化学成分增多，从而激发胎宝宝大脑及各系统的功能活动。

形体美学是孕妈妈自身的一种优雅气质、高雅情调。首先，准妈妈应该具备有一定的内在美，如举止文雅、有道德修养等。其次，准妈妈具有一定的审美眼光，不仅要着装得体，精神焕发，还懂得自我欣赏价值的提升，从而使胎宝宝在母体内受到美的感染，从而获得初步的审美观。

自然美学是通过孕妇感受到的大自然的怡人风光，并将这一感受传递给腹中胎儿，使胎宝宝也受到大自然的熏陶。准妈妈应该经常走入大自然，去欣赏自然美景，去呼吸新鲜空气，在保持自己愉悦心情的同时也有利于胎儿大脑神经和细胞的发育。

在我们生存的这片土地上，不管是神奇辽阔的草原、挺拔峻峭的高山、幽静神秘的峡谷、惊涛拍岸的河海，无不开阔着我们的胸襟，启迪着我们的思考，给我们带来美的享受和精神的升华。孕妇在大自然中感受到这一切，将提炼过的感受传递给胎儿，就使得胎儿也能受到大自然的陶冶。同时，母亲经常走进大自然，呼吸新鲜空气，也有利于胎儿的大脑发育。

美育胎教的途径

1 看

主要是指阅读一些优秀的作品和欣赏优美的图画。孕妈妈要选择那些立意高、风格雅、个性鲜明的作品阅读，尤其可以多选择一些中外名著。孕妈妈在阅读这些文学作品时一定要边看、边思、边体会，强化自己对美的感受，这样胎儿才能受益。有条件的话，孕妈妈还可以看一些著名的美术作品，比如中国的山水画、西方的油画，在欣赏美术作品时，调动自己的理解力和鉴赏力，把生活中美的体验传导给胎儿。

2 听

主要是指听音乐，无论是休息还是做家务时，孕妈妈都可以打开音乐，每天多次欣赏音乐名曲，如《春江花月夜》《平沙落雁》《雨打芭蕉》等，使自己处于优雅的音乐环境中。在听的过程中，可随着音乐的起伏时而浮想翩翩，时而沉浸在一江春水的妙境，时而徜徉在芭蕉绿雨的幽谷，如醉如痴，遐想悠悠。

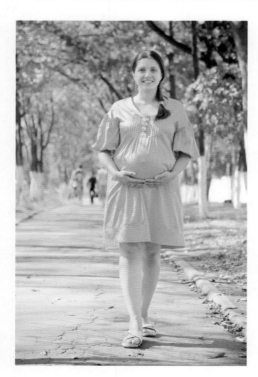

3 体会

指贯穿看、听活动中的一切感受和领悟，包括孕妈妈在大自然中对自然美的体会。孕妈妈在这个阶段也要适度走动，可到环境优美、空气质量较好的大自然中去欣赏大自然的美，这个欣赏的过程也就是孕妈妈对自然美的体会过程，孕妈妈通过欣赏美丽的景色从而产生美好的情怀，这样也是一种不错的胎教。

美育胎教的方法

1 欣赏风景图：日出时刻

日出，代表着新生，孕育着希望。准妈妈所孕育的胎宝宝就如日出一样，胎宝宝出生的那一刻，将会把他或她带来的幸福光辉撒向整个家庭。

阳光照耀的地方充满活力，潇洒的芦苇在水中点出圈圈涟漪，水中的蓝天流光溢彩，准妈妈看这幅日出时刻的风景图，不仅可以拉近与宝宝之间的情感联系，同时也能让自己的心灵受到启迪，获得人生的感悟。

日出给人的感觉就像一句流传千古的箴言，能让人得到无尽的启迪，能让人充满向前拼搏的力量，能让准妈妈以更强的姿态去面对怀胎十月的辛苦。看着这颜色绚烂的日出，让人联想到一座五光十色的宝塔，让人产生无尽的幻想，仿佛被激发出无尽的欲望，希望登上那不为人知的宝塔之巅。

一缕阳光刺破黑暗的缝隙，耀眼的光芒像触角一样地探寻这个原本混沌的世界。

看着这样的美景，准妈妈们是否也联想到即将出生的宝宝？此刻的他或她就像日出一样正在努力冲破黑暗，并将在第十个月，带着所有人的祝福来到这个世界。不同的是，宝宝对于这个世界的混沌感觉，将会在爸爸和妈妈的帮助下最终消除。

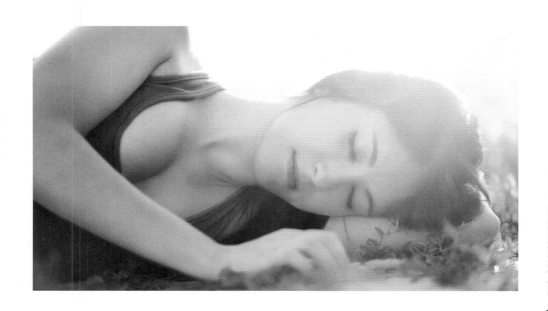

2 欣赏电影：《海洋天堂》

这是一个讲述父爱的感人故事。

影片《海洋天堂》主要是讲述一个患有孤独症的孩子大福。所谓孤独症，就是基本上不与人交流，当然也就不能正常地在社会上生活。大福的母亲早逝，于是他和他的父亲相依为命。可是在他 21 岁的那一年，他的父亲查出肝癌晚期，于是父亲便开始努力地让自己的孩子学会生活自理，还不断地帮他找一个自己死后可以有人照顾的地方。

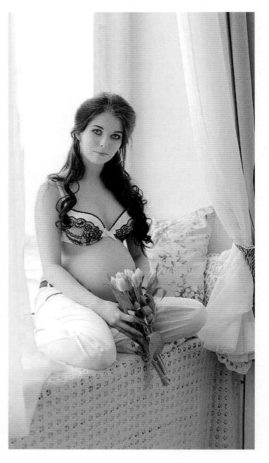

大福并不孤独，他的身边有很多有爱心的人在帮助他。一个马戏团的小丑给了大福快乐，并教他接电话。福利院的老师义务给他居住的地方。他的邻居时常给予他们父子俩帮助。

最让人感动的还是大福的父亲，他怕自己死后儿子会更加孤独，于是自己做了一个海龟壳，背着和儿子游泳，让儿子以为自己是一只海龟，不会因为自己离开他而更加伤心孤独。

这个电影讲述的是最真实，也是最质朴的父爱。大福虽然不幸，但是他有爸爸的那份浓浓的爱，爸爸永远把孩子放在第一位，时时刻刻保护儿子，分分秒秒为儿子着想，给孩子一个精神上的依托。

这部影片所描绘的浓浓的父爱，让人无不感动。还有什么比让孩子有个依靠更重要呢？还有什么比父母的爱更伟大呢？准妈妈最好能够和准爸爸一起观看这部影片，在收获感动的同时，也能收获作为父母深深的成就感。

3 欣赏民间艺术——剪纸

剪纸是一门高雅的艺术，更是一门高深的学问。它源远流长，经久不衰，是中国民间艺术中的瑰宝。剪纸凝聚着中华五千年博大精深的文化，代表着人们对美好生活的追求与向往，那质朴、生动有趣的艺术造型，蕴含着独特的艺术魅力。

剪纸是中国最古老的民间艺术之一，犹如一棵常春藤，古老而长青。它以自己独特的形式存在，在审美和形式上极其符合民间对美的鉴赏。剪纸，已经在某种意义上成为了中国文化的一种象征，提前给胎宝宝讲解剪纸艺术，说不定宝宝未来还能成为弘扬中华文化的剪纸天才呢。

今天准妈妈和胎宝宝一起欣赏这幅娃娃提灯笼的剪纸画吧！剪纸中有一个可爱的小女孩儿，穿着好看的花衣服，戴着暖和的围巾和帽子，手上还提着荷花大灯笼呢，嘴角扬起的笑容，看起来应该是在庆祝新年吧！剪纸来源于生活，剪纸的创作者把他们对生活、对自然的认识、感悟以剪纸这种特殊的艺术形式表现出来，剪纸是他们内心情感的一种表达。因此，从这张剪纸上我们可以体会到人们过节时欢快的节日气氛。准妈妈在怀孕期间可以多看一些充满喜庆色彩的事物，这种绚丽的大红色可以暗示自己凡事都往好的方面去想，准妈妈可以多多欣赏这幅充满吉祥韵味的小孩儿提灯笼图。

看到这里，准妈妈是不是也在想：等宝宝出生之后的第一个新年会是怎样的呢？宝宝会长成什么样子呢？如果心中充满了感想，不如提笔记下来吧！

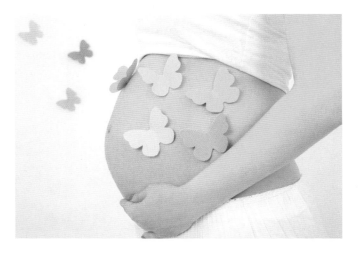

4 在房间里贴漂亮宝宝的照片

有实验研究表明，如果准妈妈在孕期经常想象胎宝宝的样子，那么以后胎宝宝的样子就会和妈妈想象中的样子比较相近。孕期中，"心理图像"同样具有"神奇的魔力"，它会带给孕妈妈和胎宝宝很多美好的体验，甚至让你在孕期的一切体验都变得温暖、从容、美妙。

事实上，拥有一个健康、漂亮、活泼的宝宝是每一个准妈妈和准爸爸共同的心愿，为了实现这个心愿，准妈妈可以在房间里面贴一张漂亮宝宝的照片。

这张照片可以从画报、挂历中寻找，挑选好了以后将它放在比较经常看到的地方，并且经常反复地联想，久而久之，胎宝宝就会接近甚至达到准妈妈心目中理想的面貌。

即使是在怀孕的第一个月也没有关系，不用担心太早。这时候的胎宝宝就是一个小小的嫩芽，你还是可以尽情想象他或她的模样，比如他或她长得像谁，他或她的性格应该会是什么样的。

尽量去使这一形象具体清晰，而当你想象中的画面——浮现时，对于这一切都会变得充满活力与期待。

胎宝宝也会因为来自准爸爸和准妈妈的一些良性的刺激得到更好的发展，因此，一定要每时每刻多给胎宝宝一些关爱。

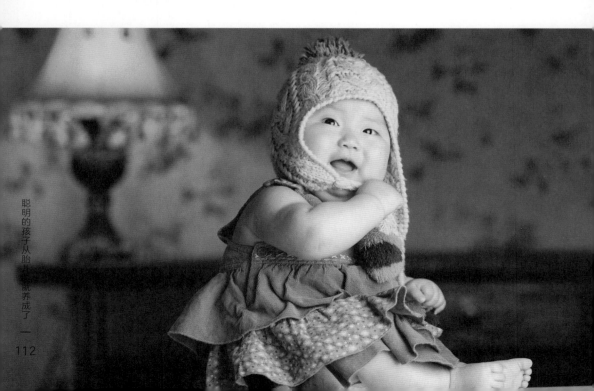

5 偶尔练习书法

书法作为世界上文字表现的艺术形式，总是 能够以其美感、哲理陶冶人的情操。同时，书法也是中国特有的一种传统艺术，其中，汉字书法为汉族独创的表现艺术，就曾经被誉为"无言的诗，无形的舞；无图的画，无声的乐"。

对书法感兴趣的准妈妈可以在家中自备一套工具，包括毛笔、墨汁、宣纸、字帖等，誊写一些自己平日喜欢的诗、词、文章等。

经常练习书法，可以帮助准妈妈培养观察能力、分析能力、表达能力，养成细致、专注、持久、沉着的性格、品质。古语有云"作书能养气，也能助气"，还能够帮助准妈妈调气息，养心性。

在练习书法的过程中，有助于培养准妈妈和胎宝宝树立正确的审美观，让你了解什么是美，怎样才能更美，从而培养一种审美情趣。

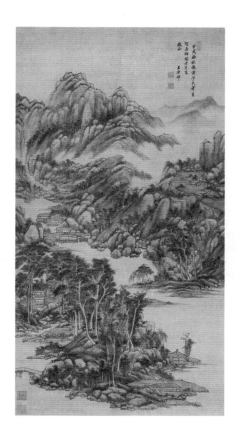

6 参观美术馆

美术馆是画作的天堂，在那里，每一幅画都有独特的灵魂，有属于自己的空间和尊严，它们可以发挥它们视觉上的震撼力和冲击力。准妈妈在刚开始怀孕的时候，身体行动都比较方便，可以经常到 美术馆去看看。

参观美术馆的时候，可以让自己投入到一些画作中去，感受艺术的熏陶，静静地沉浸在其中，心境也会得到平和与舒缓。

此外，一般美术馆和一些画廊在建筑、装修上都有着自己的风格和特点，可以营造一种独特的艺术氛围，是一个开阔眼界的好地方。所以，如果画廊和美术馆在离家比较近的情况下，准妈妈可以和准爸爸可以经常去参观一下，这也可以成为怀孕第一个月美育胎教中的一个环节。

7 做一幅漂亮的拼贴图

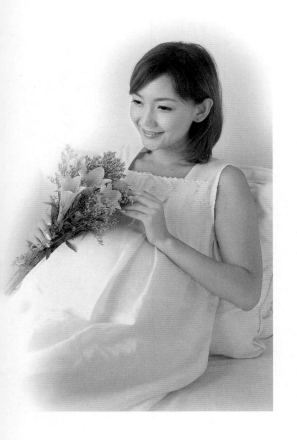

拼贴图就是利用各种素材做成一幅美妙的图画。这些素材往往都是我们日常生活中可以信手拈来的，如树叶拼贴图就是最为常见的一种。

准妈妈在平时闲来无事，可以多动手做做拼贴图，在做的时候还可以教胎宝宝识别各种物品、素材。

准妈妈可以把杂志上的照片、插图裁剪下来，或者贴上有色彩的纸，拼成风景和人物图等，目的不在于完美、精致，而是在制作的过程中显示出独创性，以及让宝宝去感受准妈妈所做的事情，发挥想象力。

常用到的拼贴画的素材一般有树皮、树叶、布帛、羽毛、鸡蛋壳、果核、贝壳、通草、麦秆等，甚至是其他的环保的有色彩或有创意的小玩意儿等都能够作为拼贴画的材料。经常做做拼贴图，不仅可以怡情养性，还能够美化家居，是孕期难得的纪念之一。

8 做自己的居家设计师

准妈妈可以自己在家尝试亲手布置自己的房间。

准妈妈可以任意选择自己喜欢的居家风格，优雅的、温馨的、简约的，只要是准妈妈觉得舒适的都可以。或者，在居室的一角摆上一盆鲜花，又或者在房间的某处，挂上自己心仪的照片或是摆设，这样一来，房间里面马上增添了些许不同的味道！

在家居布置的过程中，将生活中的美进行到底！并且能够让宝宝参与到未来美好生活的创造中，这会是一样多么富有意义的事情啊！

营养胎教：
聪明大脑的重要保障

　　小宝宝从受精卵开始一直到出生，这个发育成长的过程全依赖于母体供应营养。虽然影响胎儿正常发育的因素是多方面和复杂的，但是，孕妇适宜而平衡的营养对胎儿的健康发育却是最重要的，且胎儿的智力发育与胎儿期的营养息息相关。

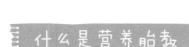

什么是营养胎教

　　营养胎教是指根据妊娠早、中、晚三期胎儿发育的特点，合理指导孕妈妈摄取食品中的人体必需的营养素，即蛋白质、脂肪、碳水化合物、矿物质、维生素、水、膳食纤维，以食补食疗的方法来防止孕期特有的疾病。

　　曾经法国的一个研究小组以 24 名婴儿为对象进行了一项观察，其中约半数母亲在孕期经常食用香味强烈的食物——洋茴香，当这些经常食用洋茴香的孕妈妈产下婴儿后，婴儿刚出生仅 4 天之后分别让他们嗅洋茴香的味道，这些婴儿都会把头转向洋茴香；而那些妈妈没有食用洋茴香的婴儿，对洋茴香要么没有特别反应，要么会把头转开。这说明婴儿在母亲体内时就已经能感受到味道，而且口味很可能受到母亲喜爱食物的影响，这也从一定程度上解释了爱抽烟的母亲为何容易生下有"烟瘾"的宝宝，奥妙在于不少"化学信息"可能从母体传给了胎儿。

　　所以，如果能从胎教的高度看待孕期的一日三餐，像营养学家那样注意食谱的营养学价值与品种的广泛性，养成良好的饮食习惯，那么这些"信息"将会潜移默化地传给孩子，使他们在娘肚子里就"学"会科学进食，有助于减少日后种种喂养方面的困难。

营养胎教注意事项

1 要保证营养均衡

妊娠初期需要的营养有矿物质、钙、磷、铁、维生素 A、维生素 B$_2$、维生素 B$_1$、维生素 C、维生素 D、维生素 E 等，所以要经常喝牛奶，吃一些猪肉、新鲜的蔬菜和水果等，以保证营养的均衡。在饮食上保证营养均衡需要遵循饮食多样化和少食多餐的原则，准妈妈一定不能挑食、偏食，要合理地搭配饮食，均衡合理地摄入营养。

准妈妈的餐桌上，谷物、肉食、蔬果一样都不能少，还要适量地添加海产品、粗粮等。在怀孕第一个月的时候，准妈妈可能不太适应，会出现一些妊娠症状，导致食欲缺乏，此时更要做到饮食搭配多样化，以调节和促进食欲。

2 每日应补充 0.4 毫克叶酸

怀孕的第一个月，最主要的营养物质就是叶酸。叶酸是人体细胞生长和分裂所必需的物质之一，它可以防止贫血、早产，更重要的是可以防止胎儿畸形。因为孕早期是胎儿神经器官发育的关键时刻，所以女性怀孕后应该补充叶酸。

准妈妈除了口服叶酸片来保证每日所需的叶酸之外，最健康的方式就是食补。常见的富含叶酸的食物有面包、面条、白米和米粉等谷类食物，以及牛肉、鸡肉、蛋黄等动物性食品，还有莴笋、菠菜、油菜、猕猴桃等也可适量食用。

3 孕妈妈要合理选择"零食"

随着早孕反应的消失，准妈妈的食量也在逐渐增加，除了定时定量地吃饭之外，适当为准妈妈准备点零食是很有必要的。但是，准妈妈要选择怎样的"零食"呢？

新鲜水果是孕期必不可少的营养食品，含有大量的水分和糖分，既能解渴又能解馋。坚果如核桃、花生、松子、杏仁等，这些食物中含有准妈妈和胎宝宝所需要多种微量元素，可迅速为准妈妈补充能量、缓解疲劳，同时还有利于胎宝宝大脑的发育。

4 减少食物中的盐分

由于胎盘分泌的激素及肾上腺分泌的醛固酮增多，造成体内水钠的潴留，加上子宫对腹部血管的压迫，使下肢血液回流不畅，使得准妈妈下肢容易水肿。为了减轻准妈妈的水肿，除了促进下肢血液循环外，减少食物中的盐分也是很重要的。

　　有些准妈妈在怀孕之后，可能会出现食欲下降的情况，希望吃一些咸、辣的食物来刺激味蕾，以促进食欲，但是这种方法只是享了一时之快，是不可取的。准妈妈可以多吃一些带有自然馨香的果蔬，不仅可以增加维生素的摄入，还能促进消化、增强食欲。盐的食用量每天不宜超过 6 克，大约就是一酒瓶盖的量，准妈妈记住了，千万不能多吃。

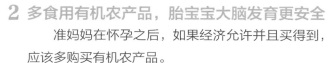
营养胎教要多吃这些食物

1 食用坚果可以促进胎宝宝的大脑发育

　　胎宝宝的大脑发育需要蛋白质和脂类，而坚果中就含有 15% ~ 20% 的优质蛋白质和十几种重要的氨基酸，这些氨基酸都是构成脑神经细胞的主要成分。

　　此外，坚果中还含有对大脑神经细胞有益的维生素，无论是对准妈妈还是对胎宝宝，都具有很好的补脑、益智的作用。适合准妈妈食用的坚果有核桃、杏仁、葵花子、松子、榛子、花生、板栗、开心果等。

　　准妈妈可以在家中常备一些坚果，每天适量食用，对促进身体健康、胎宝宝大脑发育都有一定的作用。

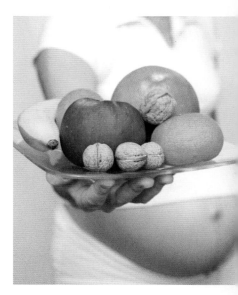

2 多食用有机农产品，胎宝宝大脑发育更安全

　　准妈妈在怀孕之后，如果经济允许并且买得到，应该多购买有机农产品。

　　这是因为现代化的农产品大多在种植的过程中会使用化学肥料、杀虫剂，这样的产品大多含有化学污染的残留物，对准妈妈和胎宝宝有一定的影响。

　　而有机农产品则大多不用农药和化学肥料，产品更为卫生安全，且往往更具有丰富的膳食纤维和营养素，也比传统种植的农产品更为安全可靠。

此外，在购买猪肉、鸡肉等肉类时，也最好能够挑选有机饲养的家畜、家禽，这样的产品不仅不太可能含有激素和抗生素等化学物质，更不太会携带如沙门氏菌这样的细菌，可以让准妈妈吃得更加放心。

3 碳水化合物可以为胎宝宝的发育提供能量

碳水化合物是能量供给的主要来源，只有保证充足的主食摄入，才能保证胎宝宝发育和自身能量供应的需求。如果准妈妈主食摄入不佳，就容易出现能量不足，可引起胎宝宝营养不良以及各系统、器官的发育迟缓，导致体重、身高增长缓慢，还可能引起早产。

另外，在孕妈妈的日常饮食中可适当增加主食的种类，不要只是单一的米饭、面条，可适量地增加点粗粮，这样不仅能保证为准妈妈提供足够的基础能量，还可以提供多种矿物质和维生素，这样胎宝宝的大脑发育才更加全面。

4 临近分娩时海洋食品可以为孕妈妈助产

当胎宝宝降至盆骨中时，准妈妈胃压迫的感觉会稍稍减轻，食欲也会恢复正常。但是注意不要因为饮食过度而导致肥胖，应维持热量摄入量和消耗的平衡。

这个阶段准妈妈要为生产而贮存体力，要多吃一些增强体力的食品，养精蓄锐为分娩做准备。准妈妈可以多吃一些营养丰富的海洋食品，海洋动物食品中富含蛋白质、维生素 A 和 D，与眼睛、皮肤牙齿和骨骼的正常功能关系非常密切，还可以提供丰富的矿物质，如镁、铁、碘等元素。海洋食品还具有低热量、高蛋白的特点，对促进准妈妈和胎宝宝的健康有良好的作用。

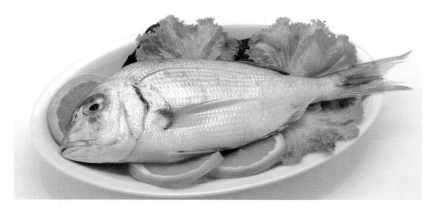

5 准妈妈应重点补充镁和维生素 A

准妈妈通过饮食提高免疫力主要是从食物中补充镁和维生素 A。因为镁不仅对胎宝宝肌肉的健康发育起着至关重要的作用，而且也有助于骨骼的正常发育。近期研究表明，怀孕的头三个月摄取的镁的数量关系到新生儿身高、体重和头围大小的发育。在色拉油、绿叶蔬菜、坚果、大豆、南瓜、甜瓜、香蕉、草莓、葵花子和全麦食品中都很容易找到镁。此外，镁对准妈妈的子宫肌肉恢复也很有好处。镁的摄入还可以预防妊娠抽搐、早产等并发症。

而胎宝宝在整个发育的过程都需要维生素 A，它尤其能保证胎宝宝皮肤、胃肠道和肺部的健康。怀孕的头三个月，胎宝宝自己还不能储存维生素 A，因此准妈妈一定要供应充足。红薯、南瓜、菠菜、芒果都含有大量的维生素 A，准妈妈可以适量常食用。适量多吃熟透的香蕉可以改善便秘。

6 多吃新鲜蔬果

每天除了吃些五谷杂粮和蔬菜之外，多吃些水果对我们的身体健康有着很大的帮助。对于准妈妈来说，多吃新鲜蔬果也是必需的。

多吃新鲜蔬果能补充人体所需的维生素 C，可预防口腔疾病。孕期发生的口腔问题，不仅会危害准妈妈的身体健康，还会威胁胎宝宝的安全。水果中含丰富的抗氧化物质维生素 E 和微量元素，可以滋养皮肤，其美容效果可不是一般 的化妆品可比的。水果中含有丰富的维 生素、铁、镁等营养元素，这些物质均有利于使皮肤红润、有弹性，其中维生素 C 能抑制黑色素的形成。除此之外，由于蔬果中含有很多维生素、微量元素， 能提高机体免疫力，可以用来预防疾病。

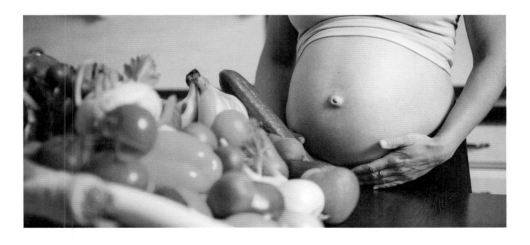

7 补充钙质，促进胎宝宝筋骨的发育

在孕中期，随着胎儿生长发育的加快，以及准妈妈体内各器官功能状况和物质代谢的显著变化，对钙的需要量也随之增加。此时若不注意补钙，便会造成孕期缺钙，并将出现一系列临床症状，例如小腿肌肉痉挛、抽搐，同时也会严重影响到胎宝宝骨骼的发育。

准妈妈在日常饮食中要注意增加钙的摄入，牛奶、豆类和豆制品、坚果类、芝麻、虾皮、蟹、蛤蜊、蛋类、海带、紫菜等都是富含钙的食品。同时，还应该少吃含草酸多的菠菜、竹笋和茭白，以防钙和草酸或植酸形成难溶解的草酸钙或植酸钙，而妨碍吸收。

有半数以上的准妈妈在孕中期会出现小腿抽筋的现象，尤其是晚上睡觉时。怀孕后身体对钙的需求量增加，钙和维生素 D 不足就会造成抽筋。普通女性平均每天需要 400 毫克钙，怀孕后，尤其在孕晚期，每天钙的需要量增为 1200 毫克。小腿抽筋属于轻度缺钙的表现，严重时还会引起手足抽搐。所以，食物中增加钙的含量不仅能促进胎宝宝骨骼的发育，还能改善准妈妈小腿抽筋的现象。

8 富含 DHA 的食物

DHA 对视网膜光感细胞的成熟有重要作用，准妈妈在孕期可通过摄入 DHA，然后输送到胎儿大脑和视网膜，使神经细胞成熟度提高。

①海参。海参含有丰富的营养成分，其中 DHA 就是其中之一。

②配方奶粉。指添加 DHA 的配方奶粉，但奶粉添加 DHA 的含量是极少的。

③鱼类。DHA 含量高的鱼类有鲑鱼、鲭鱼、沙丁鱼、竹荚鱼、旗鱼、金枪鱼、黄花鱼、秋刀鱼、鳝鱼、带鱼、花鲫鱼等。

④干果类，如核桃、杏仁、花生、芝麻等。其中所含的 α－亚麻酸可在人体内转化成 DHA。

⑤蛋黄里面含有微量的 DHA。

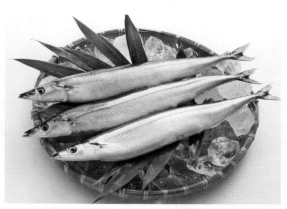

9 增加利尿食物的摄入

孕八月的饮食要以量少、丰富、多样为主，一般采用少吃多餐的方式进餐，要适当控制进食的数量，特别是高脂肪的食物，由于脂肪性食物里含胆固醇量较高，过多的胆固醇在血液里沉积，会使血液的黏稠度急剧升高，再加上妊娠毒素的作用，使血压升高，严重的还会出现高血压脑病，如脑出血等。饮食的调味宜清淡些，少吃过咸的食物，每天饮食中的盐量应控制在 6 克以下，不宜大量饮水。

准妈妈应选体积小、营养价值高的食物，如土豆、红薯，以减轻胃部的胀满感。需要注意的是，妊娠晚期容易出现妊娠高血压综合征，这种病是引起早产和胎儿、婴儿、产妇死亡的重要原因之一。由于其表现主要为水肿、高血压、尿中出现蛋白，所以饮食中要非常注意，一般原则为摄取足够的优质蛋白质、水分和食盐，多吃植物性油。

孕八月营养素重点：蛋白质、维生素、微量元素。准妈妈最好能少食多餐，应以优质蛋白质、无机盐、维生素和钙多的食物为主。这个时期容易水肿，要低盐饮食，可适当摄取有利尿作用的食物。

含钙高的食物：牛奶及奶制品、大豆及豆制品、深绿色蔬菜、骨汤。

含优质蛋白质的食物：动物蛋白质中的蛋、奶、肉、鱼等以及大豆蛋白质。

利尿的食物：冬瓜、黄瓜、丝瓜、苦瓜、红豆、薏仁、番茄、韭菜、白萝卜、石榴、葡萄、橘子、紫苏、西瓜、柠檬等。

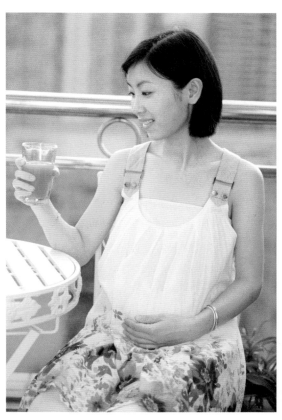

准爸爸胎教：
准爸爸也是胎教中的重要一角

宝贝是爸爸和妈妈爱情的结晶，所以胎宝宝的教育当然也离不开爸爸了。准爸爸积极地参与到胎教中来，不仅可以缓解准妈妈的辛苦，还能让孩子提前感受到父爱。从某种意义上说，诞生聪明健康的小宝宝在很大程度上取决于父亲。因此，提醒各位准爸爸：要与妻子一起负起"怀孕"的责任，积极地参与胎教。

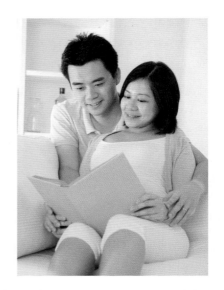

什么是准爸爸胎教

随着孕周的增加，胎宝宝的听觉和感触都在逐渐增强。所以准爸爸可以时常抚摸妻子的肚皮，感受胎宝宝的变化，并经常与胎宝宝交流，让他或她熟悉父亲的声音，感受浓烈的父爱。其实，很多胎宝宝更加喜欢爸爸的声音，因为爸爸的声音低沉，更富有磁性，所以准爸爸记得要经常跟胎宝宝交流。

很多准妈妈在孕育宝宝的期间总是会有很多烦恼，如果有了准爸爸的参与，相信一切都会有趣很多。准爸爸和准妈妈一起做胎教运动的话，一方面可以增加彼此双方的感情；另一方面能让准爸爸体验下怀孕的辛苦，能多体谅妻子。

怀孕期间，准妈妈总是会有胃口不好的时候，这个时候就该准爸爸出场了。应该根据妻子的口味，变着花样给母子做一切营养开胃的食物，保证母子的营养和健康。

怀胎十月，准妈妈的心情肯定会出现波涛样的变化，大家都知道心情不好会影响胎宝宝的发育，所以这个时候就轮到准爸爸来发挥了。准爸爸应该注意调控好准妈妈的情绪，尽量引导准妈妈向积极、快乐的方向上行走，适当地给予鼓励、安慰和惊喜。

总之，准爸爸参与胎教能让孕妈咪感觉受到重视与疼爱，胎儿也能感受到愉快的心情，日后成为一个快乐的孩子，因此准爸爸在胎教中所扮演的角色非常重要。

聪明的孩子从胎儿时就养成了

122

准爸爸胎教注意事项

1 别让孕妈妈过多地接触清洁剂

很多孕妈妈待在家里养胎的时候，总感觉太过清闲，过于粗重的活不敢去做，所以就经常使用洗涤剂、洁厕剂来清洁厨房、卫生间及浴室等。但是要知道的是，这些看似无害的家用洗涤剂对人体健康有一定的损害作用，特别是把洁厕剂与消毒剂一起混合使用时，对孕妇和胎儿更有害。所以，凡是要亲手接触各种洗涤剂，包括洗衣粉在内的工作，最好别让孕妈妈做。

2 准爸爸不要留过长的胡须

虽然准爸爸如果留有胡须，会看起来更男人一点，但爸爸们不知道的是，浓密的胡须会吸附并收容许多病菌和空气中的污染物质，一旦爸爸妈妈有亲密接触，胡须中的污染物就会进入妻子的呼吸道和消化道，容易加大胎儿发育畸形的概率，引起呼吸道或消化道的感染。所以，有习惯留胡须的准爸爸最好在妻子准备怀孕的前半年就把胡须刮掉，在孕妈妈养胎期间，准爸爸则要注意经常刮胡须。

3 孕期性生活要当心

在孕期，准爸爸妈妈到底能不能进行性生活呢？当孕期超过 3 个月的时候，准爸爸妈妈还是可以进行亲密接触的，但一定要小心。在怀孕前 3 个月，胚胎组织在子宫壁上附着得还不够牢固，如果性生活频繁或动作粗暴，容易刺激子宫收缩而导致胎膜早破；而在怀孕 30 周之后，性生活容易把外来病菌带进阴道，引起感染，造成早产。所以，相对来说，孕中期是准爸爸妈妈进行性生活的好时机。但是准爸爸一定要适当克制自己，要懂得体贴妻子，节制次数。在进行性生活时应选择不压迫胎儿的姿势，同时使用避孕套，以免精液中的前列腺素刺激子宫，引起子宫的强烈收缩。

4 准爸爸对妻子的体贴十分重要

怀孕后内分泌引起的生理变化，大多数妻子都会发生形象改变，不再像怀孕前那样美丽迷人。有时，一些准爸爸会口无遮拦地对妻子说出她的变化，这种做法很不恰当，不利于胎儿生长发育。准爸爸应该对妻子的变化表示理解，并通过更多体贴让她感到自己更加被爱。帮助妻子购买一些漂亮、得体、舒适的孕妇装，让妻子穿上后产生良好的自我感觉，孕期保持愉悦的心情。

1 创造舒适、温馨的居室环境

科学证明，舒适、温馨的环境能够对人的神经起到良好的调节作用，也能够对准妈妈的性格、心情等起到改善、缓解的作用，从而影响到胎宝宝的感受，促进宝宝的良好发育。

在准妈妈怀孕期间，准爸爸一定要学会多承担一些家庭义务，包括家务、一日三餐等等。准爸爸还可以学习和执行布置居室环境，居室是准妈妈一天中待得最久的地方，只有营造好环境，才能有好的心情。

在居室中除了有挂饰，还要进行绿化布置。在怀孕期间，居室应以轻松、温柔为主要风格，盆花、插花等宜小型，不宜大红大紫、花香浓烈。

居室中还可以贴一些可爱宝宝的图画，准爸爸和准妈妈可以经常看看这些图画，以后能够生出健康聪明的宝宝。

准爸爸还需要经常进行大扫除，要定期地对房子进行打扫、清理废旧物，利用空余闲余时间把居室收拾干净，建议可以进行去蟑螂和除螨虫的工作。此外，一定要注意经常保持室内的通风，经常开窗换气，调节好室内的温度、湿度。

准爸爸与准妈妈准备怀孕时，或是准妈妈怀孕以后，准爸爸需要为准妈妈打造一个温馨舒适的睡眠环境。温馨舒适的睡眠环境有助于提高准妈妈的睡眠质量，对于准妈妈保持愉悦和安稳的心情也有一定的好处，并且能够促进胎宝宝的健康成长与发育。

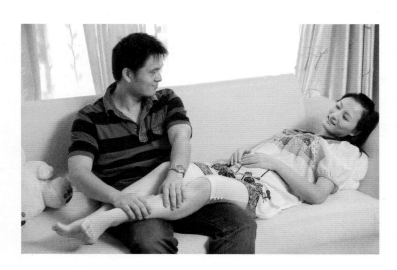

2 准爸爸陪准妈妈做第一次产检

孕期产检是准妈妈怀孕过程中一项非常重要的任务。准爸爸应该在准妈妈怀孕后定期陪伴准妈妈做产检，这是保证孕期准妈妈和胎宝宝健康的重要方式。产检可以及早发现孕产疾病，帮助准妈妈平安健康地度过孕期。

在做第一次产检之前，准爸爸需要和准妈妈一起仔细考虑一些产检时会遇到的问题，帮助准妈妈搜集和记录更全面的信息，做出一个第一次产检的爱心贴。

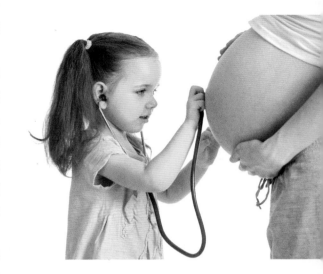

第一次做产前检查，医生要了解准妈妈的一切情况。由于此时已经进入相对稳定的阶段，一般医院会给准妈妈们办理《母子健康手册》。此后，医生将在上面记录准妈妈所做的各项产检情况，也会依照手册内记载的检查项目分别让准妈妈进行产检并做记录。

一般产检之前，医生都会先进行问诊，询问关于准妈妈的年龄、职业、月经史、孕产史、手术史、家族史、孕前体重数以及准爸爸的健康状况等。产检包括量体重、身高、血压、宫高、腹围等。除了这些，还包括以下几个方面：

医生用多普勒胎心仪来听胎宝宝的心跳。

验准妈妈的糖尿及蛋白尿两项数值，以判断准妈妈本身是否已经有糖尿病或耐糖不佳、分泌胰岛素的代谢性疾病，肾脏功能健全与否（代谢蛋白质问题），是否有子痫前症、妊娠期糖尿病等各项疾病。

医生会针对准妈妈的甲状腺、乳房、骨盆腔来做检查。为了避免过于刺激子宫，骨盆腔是以内诊方式进行检查的。所以，医生会让准妈妈平躺在诊断台上，用手来触摸准妈妈腹部上方是否为卵巢肿瘤或子宫肌瘤，但大部分是良性肿瘤。

验准妈妈的血型、血红蛋白（检视准妈妈贫血程度）、肝脏功能、肾脏功能及是否患有梅毒、乙型肝炎、艾滋病等，好为未来做防范。

3 准爸爸的抚摸胎教

抚摸胎教可以锻炼胎宝宝对触觉的感应，并通过触觉神经感受到体外的刺激，从而促进胎宝宝大脑的发育，加快胎宝宝的智力发展；同时，抚摸胎教还能激发起胎宝宝活动的积极性，促进运动神经的发育。

准爸爸在进行抚摸胎教时，不仅能让胎宝宝感受到爸爸、妈妈的爱，还可以放松准妈妈的心情，使一家人的感情更加融洽。因此，准爸爸的抚摸胎教对宝宝是很重要的！

准爸爸可选择每天在固定的时间抚摸胎宝宝，在抚摸过程中轻轻地按压，把这种压力通过腹壁传递给胎宝宝，让其产生触觉和压力感受。这样可以刺激到胎宝宝的触觉感应，可以激发宝宝的活动性，让其产生活动。所以，在准爸爸进行抚摸胎教的过程中，宝宝是能给出反应的哦。

准爸爸在抚摸胎宝宝的过程中，可以呼唤胎宝宝的小名，给胎宝宝讲故事或者是唱歌。准爸爸的声音能让宝宝产生更大的安全感，加上外在抚摸产生的触觉，相信胎宝宝会愿意与准爸爸有更多的互动。同时，还可以通过手指制造出音乐的节拍，让宝宝充满安全和舒适。

经常受到抚摸的胎宝宝，对外界环境的反应会比较机敏，出生后翻身、抓握、爬行、坐立、行走等大运动发育都能明显提前。

但并不是所有胎宝宝都适合抚摸胎教的，一般有先兆流产、子宫不规律出血，或曾有过流产、早产、难产、产前出血等产史的准妈妈，是不宜进行抚摸胎教的，避免在进行抚摸的过程中引起子宫收缩，导致意外的发生。

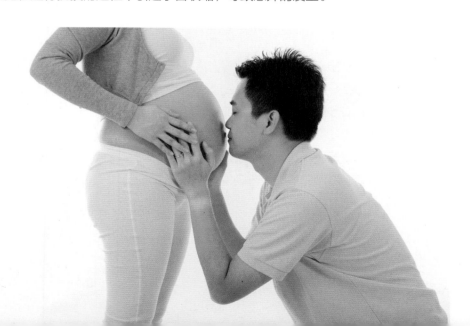

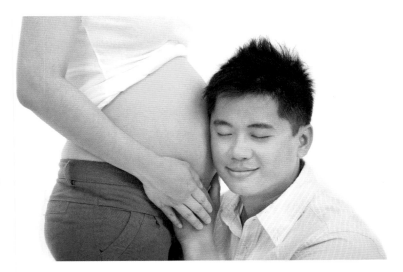

4 数一数宝宝的胎动

胎宝宝的活动其实早已被准准妈妈感觉到了，胎动不仅代表着宝宝在子宫内的活跃性，也反映了胎宝宝的健康状况。现在，准爸爸就可以帮助准妈妈坚持每天数一数胎宝宝的胎动次数。

正常的胎动是 1 小时 3~5 次，或 12 小时的累计胎动为 30~40 次，说明胎宝宝的情况比较正常。如果 1 小时内胎动的次数少于 3 次或 12 小时累胎动少于 20 次，则说明胎宝宝可能出现了缺氧，此时准妈妈可采取左侧卧位，增加宝宝的供氧量。如果得不到改善的话，要尽快去医院检查。

那数胎动要注意些什么呢？如何才能数得准？准爸爸可得好好学习一下了。

首先要选好时间。在子宫内生活的时间久了，胎宝宝也形成了自己的习惯，有固定的休息和活动时间，当宝宝休息的时候，胎动的次数自然就减少了。所以数胎动最好是在饭后 1~2 个小时进行，此时胎宝宝的活动比较频繁。

其次数胎动时要保持安静。数胎动的时候，准妈妈最好处于安静的状态，不管是外部环境还是内心状态。采取左侧卧位，思想集中，确保胎动次数记录的准确性。

最后要注意胎动次数的计算。若连续胎动或在同一时刻感到多处胎动，只能算做一次，要等胎动完全停止后，再接着计数。准妈妈咳嗽、活动等动作影响下产生的胎动也不能算数，因为胎动是胎宝宝在妈妈肚子里的主动运动。

在数胎动的过程中，准爸爸可一定要有耐心，就当是仔细阅读胎宝宝每次报平安的家书呢！

4 准爸爸当好妈咪的营养师

随着胎宝宝体内需要贮存的营养素增多，准妈妈对营养的需要也达到高峰。为此，准爸爸需要在营养上多多下功夫，注意核算每日妻子饮食的营养量，保证营养平衡。

准爸爸需要知道，进入孕七月，孕妈妈对营养的需求比之前还要大，而且饮食结构也需要做出相应的调整，此时要减少饱和脂肪和碳水化合物的摄入，不要让准妈妈吃太多的主食，以免胎儿过大，影响分娩，但是主食也不能吃得太少，以免造成营养不均衡。

此时的准妈妈有时会突然想吃某样东西，希望准爸爸能尽力帮忙实现。但是也不能由着性子让妻子一直吃，比如有些准妈妈喜欢吃辣，不吃辣就吃不下饭，准爸爸要想办法安抚。因为孕期本来就容易便秘，如果吃辣椒尤其是干辣椒太多，反而更易加重病情，便秘时用力屏气，腹压加大，使子宫、胎儿、血管局部受挤压致供血不足，易引起血压增高、流产、早产或胎儿畸形。而且，辛辣物质不仅影响孕妈妈的健康，同时会随着母亲的血液循环进入胎儿体内，可能会刺激到宝宝，给胎宝宝造成不良影响。有的准妈妈喜欢吃过酸的食物，但是过酸容易引起胃酸过多，因此准爸爸要监督准妈妈别吃多了。

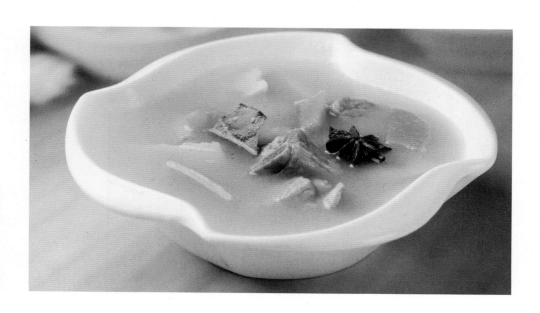

5 给胎宝宝取个小名吧

跟胎宝宝说话的时间久了，准爸爸应该早已不像刚开始那般不自然了吧！不如给胎宝宝取个小名，让接下来的胎谈更轻松吧。

可以叫"宝宝""豆豆"这些简单又上口的名字，这样接下来的日子一家三口就可以提前进入状态，彼此之间不自然的感觉就会逐渐消失了。准爸爸妈妈给宝宝的名字最好不要有明显的性别倾向，这样代表了父母对孩子性别的尊重与无私的爱。

宝宝有了小名之后就不要老是换来换去了，这样很容易使宝宝混淆，甚至影响整个胎教的效果。所以，准爸妈们，是时候给胎宝宝取一个好听的小名了。

6 和宝宝一起"玩游戏"

首先，让妈妈保持一个舒适的姿势等待着宝宝活动。然后爸爸就将双手抚摸在妈妈的肚子上，当感觉到妻子肚皮上有踢动时，就立即拍一拍被踢的部位，给胎宝宝做一个回应。这样重复几次之后，胎宝宝就会再次踢那个位置。

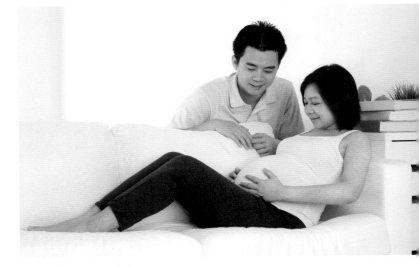

如果胎宝宝能与爸爸相互回应，那就可以进入游戏第二个阶段了。准爸爸先找到胎宝宝喜欢踢的几个部位，然后在准妈妈肚子上轻轻地拍打那里。这时，如果胎宝宝踢了那个部位，准爸爸就可以说一些表扬宝宝的话，这样在游戏和赞扬的过程中，宝宝和爸爸的互动就会越来越多，彼此也越来越亲密。事实上，想要达到互动的阶段实属不易，所以即使胎宝宝没有积极地做出任何反应，准爸爸也不要郁闷、不要气馁。

7 给准妈妈进行背腰部按摩

准妈妈大腹便便，腰部的受力越来越沉重，准爸爸帮助准妈妈进行背腰部按摩，不仅能让准妈妈减轻痛苦，感受到重视与疼爱，也能让胎宝宝感受到愉快的心情，日后能成为一个快乐、有责任心的孩子。

准爸爸给准妈妈进行背腰部按摩时的操作要领：体位、手法准确，劲力轻柔，不失深透，上下诱导有序按摩，腰骶部忌重力推按、揉压和扣压。

推背揉肩。准妈妈取坐位，上臂肘稍微弯曲平举，肘臂撑持固定物以稳固躯体。准爸爸一手扶肩部固定准妈妈身体，另一只手取推法，自两侧肩颈部，分别沿脊侧背肌推揉至两臂骶部，反复施术，以筋柔为度。重复以拇指腹着力于大椎，沿棘上和两侧分别由上至下，逐步揉至骶部。

掌揉背腰。准妈妈取坐位，上臂肘微弯曲平举，肘臂撑持固定物稳固躯体。准爸爸一手着肩固护准妈妈躯体，另一手掌面着力，分别着力于中枢穴和两侧，由上至骶，反复揉推，以筋肉热透为宜。

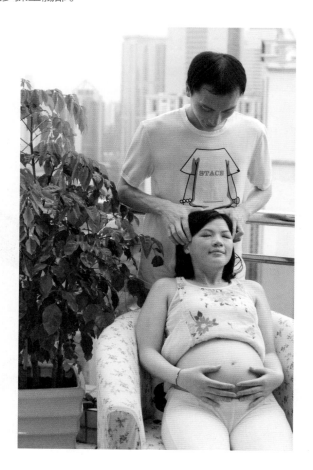

提拿夹脊。准妈妈取坐位，准爸爸站立。准爸爸以单手或双手的拇指与四指对合，夹挤脊柱两侧肌肉，自上而下运行。注意保护准妈妈的皮肤，避免抓、掐、拧等，动作尽量连贯而不间断。

擦腰。准妈妈取坐位，准爸爸手搓热，将两手掌面紧贴准妈妈腰部脊柱两旁，直线往返摩擦腰部两侧，一上一下 为 1 遍，连做 50 遍。

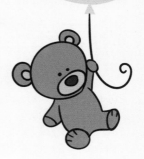

生出聪明宝宝之婴儿期

可爱的小宝宝终于出生了，新妈妈的喜悦肯定远远超过了身体的疲惫，与此同时，出生以后的婴儿期是宝宝脑部发育的又一个非常重要的阶段。幼儿大脑成长的速度非常快，我们要认识到母乳才是宝宝大脑最好的营养。另外，婴儿时期的益智游戏和多元智能开发对于宝宝大脑智能的进一步发育是非常重要的。

自然分娩
的宝宝智商更高

分娩方式的不同对孩子以后的智商有影响吗？目前，世界各国的教育学者们都认为，分娩方式的不同会直接或间接地影响到孩子的智能发育，特别是婴幼儿时期的智能发育。因此，在可供选择的情况下，很多教育学者都提倡自然分娩。

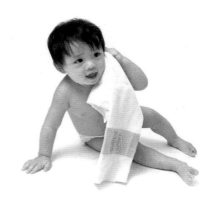

自然分娩又叫"阴道分娩"，孩子要经过妈妈的宫颈和阴道出生。自然分娩并没有人们想象中那么简单，也不是孕妈妈一个人的战斗，它需要宝宝的极大配合。首先宝宝要与骨盆入口顺利衔接，然后沿骨盆轴下降，然后宝宝身体会俯屈，从而以头围最下的径线来适应产道；当到达中骨盆时，胎头进行内旋转，下降然后再仰伸，接着外旋转使胎头枕部在外继续向左旋转 45 度，以保持胎头与胎肩的垂直关系；然后胎肩娩出，下肢娩出。至此，整个胎儿分娩过程才完成。可见，胎儿对产道的配合是顺利分娩的重要因素。

为什么自然分娩的宝宝智商会更高呢？研究者认为这与婴儿出生时所受到的皮肤刺激有关，皮肤刺激有助于宝宝大脑的发育。孩子在通过妈妈产道的过程中，身体的所有组织，特别是皮肤会受到柔和的刺激，而剖宫产则没有这一过程。要说明的是，喝母乳长大的孩子更加聪明，不仅是因为母乳所蕴含的成分远远优于牛奶等，还因为哺乳时孩子与妈妈之间的皮肤接触起了很大的作用。

顺产的宝宝经过了一个如此艰难的过程，才从妈妈肚子里面出来，这也是大自然优胜劣汰的一个过程，所以说顺产的宝宝智力、情商都相比剖宫产要高。而且经过产道挤压，也有利于其肺部羊水的排出，对环境的适应能力也要强。在剖宫产的过程中，麻醉药物的使用容易通过胎盘屏障而进入胎儿体内，直接抑制胎儿呼吸、循环中枢，或通过抑制母体呼吸循环而间接对胎儿产生影响。除此以外，剖宫产还会降低新生儿的免疫力，增加新生儿感染的概率。

所以，在保障孕妈妈及胎宝宝安全的情况下，应尽量不要选择剖宫产。

自然分娩好处多

1 自然分娩有助于亲子感情升温

自然生产的孩子需要经过母亲的产道才能来到这个世界，这是一个漫长而又痛苦的过程，需要母亲和孩子的密切配合，才能顺利完成。这是母亲和孩子之间的头一次合作，也是最有默契的一次合作。经历了如此痛彻心扉的合作之后，孩子和母亲之间的亲子感情更加深厚，对日后母子之间的感情升温大有帮助。没有经历过母亲产道来到这个世界的孩子和母亲之间的感情就没有这么深厚。

2 自然分娩有助于产妇康复

我们知道自然顺产的女性，产后当天就可以下床活动，促进子宫恶露的排出，产后一两小时内就可以进食。而剖宫手术生产的女性，需要等肠道蠕动之后才能进食，需要在床上躺一两天才能下床活动，这对女性身体的恢复是有着很大影响的。如果过多活动还可能导致产后恢复不佳，造成炎症等不良状况，并且剖宫生产的女性二次怀孕也需相隔两至三年，并且有一定的风险，而自然分娩的女性则不需要考虑这些问题。

3 自然分娩可降低孩子多动症

据有关专业机构数据统计，近年来随着剖腹产婴儿的日渐增多，研究学者发现剖宫生产的孩子患上多动症的概率也越来越大。虽然相关学者还不知道导致剖宫生产孩子患多动症的原因，但至少可以说明，自然分娩的孩子更健康，患多动症的概率更小。因此，在非特殊情况之下，准妈咪们最好是选择自然分娩，对孩子的健康成长有帮助，同时也能减轻自己产后的痛苦，剖宫生产的女性产后恢复远没有自然分娩的女性快。

4 自然分娩有助于孩子身体健康

我们知道孩子从母亲狭窄的产道出生是一个多么艰难的过程，孩子的肺部在产道的挤压之下排出不利物质，孩子出生之后呼吸道更健康。孩子的肌肉通过产道挤压更加有弹性，血液能到达神经末端，孩子更健康、更活泼。通过产道分娩的孩子身体抵抗力更好，免疫力更强，对孩子的健康成长更好。

母乳是宝宝大脑
最好的营养

　　根据世界卫生组织（WHO）的推荐，为了实现最佳生长、发育和健康，婴儿在生命的最初 6 个月应完全接受母乳喂养，即仅食用母乳。"完全母乳喂养"界定为不喂给除母乳之外的任何食物或饮料，甚至不喂水。母乳是婴儿健康生长和大脑发育的理想食物；它也是生殖过程的一个组成部分，对母亲的健康也具有很重要的影响。

母乳喂养

　　为了更好地说明母乳喂养对以后孩子智商发育的重要性，我们有必要先了解一下关于母乳喂养的知识。

　　母乳喂养是指用母亲的乳汁喂养婴儿的方式。研究显示，用母乳喂养的婴儿发展更为健康，效果包括增强免疫力、提升智力、减少婴儿猝死症的发生、减少儿童期肥胖、减少罹患过敏性疾病的概率等等。在过去的几十年中，有越来越多的证据证明母乳喂养对健康有益，对此付诸于实践的建议也在持续增加。

　　母乳喂养之所以受到很多育儿专家的推崇，其根本原因在于母乳是宝宝大脑最好的营养。众所周知，人类智力的物质基础是大脑，而大脑发育的物质基础又在于孕妈妈吸收的营养和婴幼儿的早期营养。婴幼儿时期是人类大脑发育最快的时期，大脑的神经细胞的数量基本会在这个阶段固定下来，并且以后很少再继续分裂增加。因此在这一阶

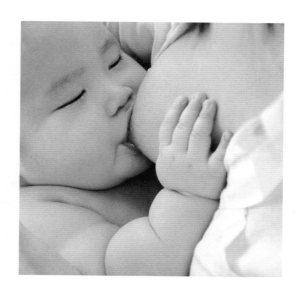

段大脑的发育十分重要，会对孩子以后的智力发展产生重要影响。对于婴幼儿，特别是 6 个月之前的宝宝，大脑的营养极为重要，而母乳就是理想的营养宝库。

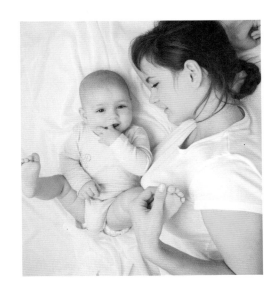

说起母乳的优点真是不胜枚举：营养丰富，易于消化吸收，蛋白质、脂肪、糖三大营养素比例适当，适合 6 个月以下婴儿的生长发育的需要；母乳矿物质含量低，缓冲力小，对胃酸中和作用弱，有利于消化；肾溶质负荷低，有利于保护肾功能；母乳中富含 SIgA、乳铁蛋白、双歧因子、溶菌酶等免疫因子，可以预防婴儿肠道感染性疾病的发生；母乳还含有促进大脑发育的牛磺酸、促进组织发育的核苷酸、增强视力的 DHA 等。母乳喂养还可以促进母子感情，有利于婴儿的健康成长；同时可以刺激子宫收缩，促进母亲早日康复。

母乳对于宝宝大脑发育的作用在于：母乳中含有大脑发育所必需的氨基酸。母乳喂养能增进母婴感情，使婴儿得到更多的母爱，增强安全感。哺乳过程中，母亲声音、气味的刺激和肌肤的接触以及母婴之间互相注视交往均可促进婴儿智力早期开发。

巴西的科研人员曾经通过对 3500 名孩子进行追踪调查后发现，那些用母乳喂养较长时间的孩子，成年后的智商也比较高。虽然该研究结果尚不属结论性的，但是医学专家建议，最好给婴儿纯母乳喂养至六个月大。

2001 年国务院颁布的《中国儿童发展纲要（2011 ~ 2020 年）》这一文件上明确提出了 "0 ~ 6 个月婴儿纯母乳喂养率达到 50%" 这样的指导意见。但是据 2013 年监测结果显示：中国婴儿出生后 6 个月内纯母乳喂养率为 20.8%。据调查，同期纯母乳喂养率的世界平均水平为 38% 左右，所以中国的纯母乳喂养率相对来说还是很低的。所以孕妈妈们不要为图方便而过早地结束母乳喂养，这对于宝宝大脑智力的发育来说是一种损失。

1 母乳喂养期间滥服药物

为什么妈妈服用药物，会影响到宝宝呢？这是因为药物进入妈妈体内后，会经血液循环到达乳腺，然后扩散进入乳汁，并随同乳汁进入宝宝体内。乳汁中所含药物的数量，取决于摄入药物的种类、剂量、用药持续时间、药物分子大小、溶解程度及酸碱度等因素。

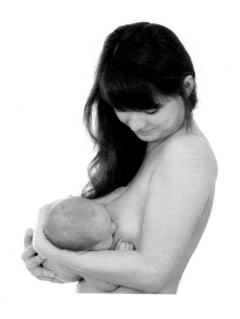

当药物通过妈妈的乳汁进入宝宝体内后，由于小宝宝体内缺乏对药物解毒的酶，肾脏的排泄功能也不完善，所以通过乳汁进入宝宝体内的药物代谢、排泄都很慢，这样就会很容易引起药物蓄积的中毒反应。

妈妈用药时应遵循以下原则：尽量不用药物治疗，必须使用时，应首先选用对婴儿影响最小的药物；应选用作用时间短的药，以减少药物的积累；应在哺乳时或哺乳后马上应用，避开在血（乳）中药物浓度高峰时哺乳；如果必须应用对婴儿有害的药物时，应暂时中断母乳喂养。

在哺乳期间要禁用解热镇痛药，如阿司匹林；禁用镇静安眠类药物，如妈妈服用甲丙氨酯后，乳汁中药物浓度比血液浓度要高出 2~4 倍，可使宝宝萎靡不振；哺乳期间要禁用激素类药物，如妈妈服用过量的雄激素类药物，会抑制乳汁分泌，会导致女宝宝男性化，男宝宝出现性早熟；在哺乳期间不要滥用中药，有些中药会进入乳汁中，使乳汁变黄，或有回奶作用，如大黄、炒麦芽、逍遥散、薄荷等。

2 过早地结束母乳喂养

现代女性在生育后，大都急切希望能尽快恢复昔日苗条的身材，有不少新妈妈用母乳喂养宝宝的时间很短，甚至有的刚生完孩子后就拒绝给婴儿哺乳，理由是怕出现乳房下垂、身材走样等问题，而且这种现象越来越普遍。

其实很多新妈妈没有意识到，在备孕期和怀孕期大量补充营养才是造成身材走形的主因。以要保持身材为由过早地结束母乳喂养，甚至拒绝母乳喂养的做法是不对的。其实，坚持母乳喂养不仅有利于宝宝大脑的发育，对刚生完孩子的妈妈也是很有好处的。母乳喂养方可把多余的营养提供给婴儿，保持供需平衡。而且婴儿的吸吮过程可反射性地促进母亲催产素的分泌，促进母亲子宫的收缩，能使产后子宫早日恢复，有利于消耗掉孕期体内堆积的脂肪，可以更早地恢复身材。

另外，母乳喂养可减少女性患卵巢癌、乳腺癌的概率。已有科学家经过调查、统计和分析发现，将母乳喂养和非母乳喂养的新妈妈进行比对，凡使用了母乳喂养的新妈妈患卵巢癌、乳腺癌的概率要大大低于非使用母乳喂养的新妈妈们。

3 奶粉比母乳更好

现如今，即便是在宝宝出生后前 6 个月内，仍坚持用母乳喂养的妈妈也不是很多了，更多的爸爸妈妈选择用奶粉来喂养宝宝，有的甚至认为奶粉比母乳更好。

这种观念是根本错误的。现代市场上流通的各种奶粉都是模仿人类母乳生产的，再好的奶粉也比不上母乳的功能全面。母乳与配方奶粉相比，母乳喂养的婴幼儿能更有效地利用母乳中的营养物质，也不易患各种感染性疾病，保持正常生长和发育，主要是因为母乳中含有乳铁蛋白、免疫球蛋白和溶菌酶等多种活性蛋白，能促进营养成分的消化、吸收，并保护机体免受微生物感染。其中乳铁蛋白还通过促进胃肠道，特别是黏膜免疫系统的正常发育，在机体免疫防疫系统方面起着重要作用。奶粉中添加了乳铁蛋白更接近母乳，从而强化这些免疫因子，能增加其免疫功能。而对于各方面都过于娇弱的婴幼儿来说，拥有自身的机体免疫力是非常重要的。因此，母乳才是婴儿最理想的食物。

当然，要想乳汁分泌旺盛并营养成分优良，妈妈对热量及营养素的需要也相对增加，所以每日应多吃几餐，以 4~5 餐较为适合；要特别注意多喝一些能催乳的汤类，如炖排骨汤、炖鸡汤、炖猪蹄、豆腐汤、青菜汤等；在两餐之间最好饮水或其他饮料。如果少奶或无奶，千万不要轻易放弃，不妨请医生推荐一些催乳特餐或药膳。但并非进食得越多就越好，因为在坐月子时卧床时间多而活动减少，而摄入的却主要是高热量或肥甘的食物，如果摄入太多，不仅不能增加泌乳量，反而会造成胃肠不适而使乳汁减少。

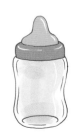
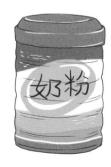

学会与宝宝互动，交流是宝宝大脑最好的刺激

英国伦敦语言和听力中心的渥德博士曾经花费 7 年的时间来研究婴儿和儿童的语言发展。她认为在婴儿 9 ~ 13 个月大的时候父母与婴儿的谈话方式对他们日后的智力发展至关重要。渥德博士是根据一项对 140 名 9 个月大的婴儿所做的研究后得出的结论。

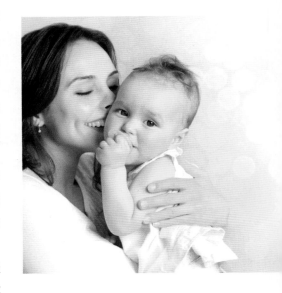

她把 140 名婴儿分为两组，给予干预组婴儿的父母以谈话指导，实验期间，语言治疗学家在关键的婴儿前语言发展期的 4 个月里走访婴儿的父母，指导他们怎样与婴儿谈话才能取得最佳效果。对照组的父母以他们自己的方式与婴儿交流。7 年后的智力测验表明，干预组有 9 名儿童的智商超过 130，另一组没有一个儿童超过 130。干预组的语言技巧及总体智力都比对照组的明显要高（干预组的平均智力比对照组早 15 个月）。

堪萨斯大学对罗德岛州普罗维登斯市 42 个家庭进行了研究，每月记录下每个家庭 1 小时亲子活动内容并对其进行分析，如父母表扬次数、谈话内容、积极还是消极等。等孩子长到 9 岁时，研究人员调查了他们在学校的表现情况。

研究发现，在接受救济金的家庭中，孩子每小时只能听到 600 个词；而在工薪阶层家庭，孩子每小时能听到 1200 个词；如果父母是专业人士，孩子每小时可听到 2100 个词。到 3 岁时，与最好家庭相比，最差家庭的孩子会少听 3000 万个词。智力测试结果发现，孩子 3 岁前从父母或看护人那里听到的词汇越多，智商就越高，上学后成绩也更好。而看电视却没有这种益智功效。

以上研究都表明，宝宝受到的语言交流刺激越多，也就越能有利于宝宝大脑智力的发育。当然，交流是多方面的，语言交流只是其中一种，其他种类的交流也是很重要的。

四种重要的交流

1 触觉交流

母婴间的触觉交换，最常见的是母亲为婴儿喂奶。喂奶已不单是为婴儿提供生长发育的营养，还为婴儿最初的触觉孕育发生和生长提供了条件。婴儿以其最为敏感的唇边和面庞，依偎着温暖的乳房后，能在大脑中孕育出宁静、甜蜜的信息刺激，这对宝宝大脑的智力发育起着催化作用。母亲常常抚摸、拥抱婴儿所孕育发生的肌肤接触，也会得到同样的结果。

2 视觉交流

婴儿出生一月左右，视网膜已经形成，但眼部尚未发育成熟，可见区限于45度。不过，此时宝宝的眼睛对人脸已有辨认本领。

母亲在喂奶时，总会发现婴儿边吃奶边用眼睛直视着自己的眼睛，这是婴儿情绪发育历程中的视觉必要刺激。当宝宝失去了这种视觉交流时，婴儿吃乳时就会频转身摇头，乃至焦躁不安。此外，除喂奶以外，在其他场景也应多与宝宝进行视觉交流，这将有益于宝宝的生理健康发育。对于人工喂养的婴儿，母亲在利用奶瓶授乳时，更应有这种视觉交换。

3 嗅觉交流

婴儿的嗅觉相当敏锐，刚出生几天的婴儿便能闻出气味的优劣。在试验中，要是把浸过母乳的布片靠近婴儿鼻端，婴儿会马上止哭而做出寻乳的姿态。

由于婴儿能嗅出是不是母亲，故育婴专家提出，婴儿期由母亲陪睡可孕育发生良性的嗅觉刺激，有利于宝宝的智力发育。而那种不经常换陪睡者的婴儿，生理常处于紧张状态，就寝时间和质量均大幅度降落。这对其身心发育不利，严峻者可导致婴儿发育迟缓、幼儿期生理停滞。

4 听觉交流

婴儿出生一周后，即能辨别出人声或物声。可别忽视母亲与宝宝间的这种对话，细心的母亲会发现，在对宝宝说话时，宝宝会动手动脚，一副满意的样子。更重要的是，多与婴儿对话，可使大脑正处在急剧发育中的婴儿很快学会发出各种声音，可为日后宝宝语言智能的发展奠定良好的基础。事实上，缺乏母婴语言交流的婴儿，发语均迟于有母婴语言交流的同龄儿，且发语不清。

婴儿常做这些益智游戏，大脑发育更出色

0~3 个月宝宝益智游戏

看玩具

游戏准备：

色彩鲜艳、形状鲜明的小玩具

方法步骤：

宝宝仰卧在床上，妈妈微笑着面对宝宝，距离宝宝 20~30 厘米，让宝宝看看颜色鲜艳、形状鲜明的玩具。游戏持续时间 15 秒，每天做 2~3 次。

益智作用：

能使宝宝在方便的体位感知全新的世界，游戏会促使宝宝使劲伸头或转动头部去看，从而使他的颈部得到锻炼，逐渐支撑头部重量。

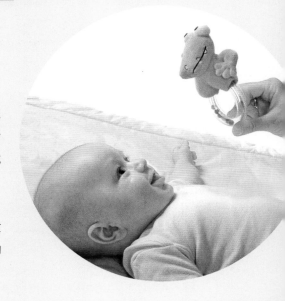

听声音

游戏准备：

花铃棒或八音盒

方法步骤：

①宝宝愉悦的时候，让宝宝躺在摇篮里，或者将宝宝抱在怀中。

②用声音柔和的花铃棒或者八音盒逗弄宝宝，因为花铃棒能不断旋转，吸引宝宝的注意力，同时还能听见美妙的声音。

益智作用：

让宝宝接触声音，习惯声音，能提高宝宝的听觉记忆能力，建立重要的语言连接，培养视觉空间技能，刺激和促进宝宝语言技能的发展。

照镜子

游戏准备:

小镜子或者穿衣镜,小毛巾或小玩具

方法步骤:

①镜子靠墙放置。

②妈妈把宝宝放在自己腿上,让宝宝对着镜子照一会,说:"看!镜子里的人是谁啊?啊,原来是宝宝在里面呢。"然后把镜子拿走。

③接着让宝宝再照一会,再拿走镜子,如此反复操作几次。

④让宝宝触摸镜子,或让宝宝向镜子挥手、微笑、摇头等。

⑤对着镜子给宝宝打扮,如在镜子前给宝宝戴帽子,拉着宝宝的手摸摸帽子,摸摸自己的五官,带领宝宝在镜中指出身体的各个部位。

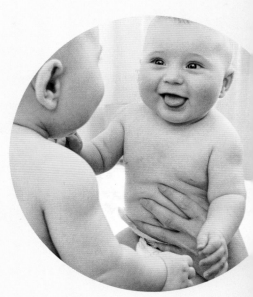

益智作用:

锻炼宝宝的自我意识,让宝宝认识镜中自己的形象,对自己的身体发生兴趣;培养宝宝的感知能力,引起宝宝探索外界的兴趣,提高注意力和触觉。

肢体运动

游戏准备:

宝宝洗澡前,干净的地垫或者舒适的床上

方法步骤:

①妈妈握住宝宝的双手做上、下、内、外、屈肘、伸肘的动作。

②握住宝宝的双脚做上、下、内、外展、合拢、屈膝、伸直的动作。

益智作用:

肢体运动游戏可促使宝宝的快速发育。运动中,宝宝的皮肤受到抚摸,会刺激宝宝灵活多变的反应,还能引导宝宝了解语言文字的智能分析。

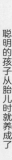

认红色

游戏准备：

彩色的玩具

方法步骤：

①放一件宝宝喜爱的彩色玩具，如红色小球，并反复告诉他："这个小球是红色的。"然后拉着宝宝的手，从几种不同的玩具中拿起这个红色的小球。

②再拿出另一个红色玩具，如红色布偶，告诉宝宝："这也是红色的。"当他表示疑惑时，父母再拿一块红布与红色小球及红色布偶放在一起，告诉他："这边都是红色的。"但不能说那边是白色、绿色的，要把宝宝的注意力集中到一种颜色上。

益智作用：

帮助宝宝识别颜色，开发宝宝右脑的形象思维能力。

对掌、对敲和传手

游戏准备：

小玩具

方法步骤：

①宝宝掌握大把抓式握物之后，会进一步尝试用拇指和其他手指相对握物的方法，这种握物法称为"对掌握物"。

②宝宝学会对掌握物后，两手可各拿一个玩具而且对敲起来，宝宝会高兴地听着它们发出的声音，拿着玩具到处敲打。

③如果妈妈再给他一个玩具，他会扔掉手里的，去拿新的。

④妈妈将他扔掉的玩具收走，使得宝宝不敢再扔，于是他会把手中的玩具放在胳膊上抱着，再去拿一个。

⑤宝宝胳膊上抱不住东西，会用手尝试多种方法，最后学会将左手拿的玩具放下，将右手拿的玩具传到左手，再伸右手去取第三个。

益智作用：

发展宝宝使用手握物的技巧，训练宝宝拍手、握手、传物的能力。

叫名回头

方法步骤：

①面对宝宝叫他的名字时，他会对你微笑，还
会发出"哦"的声音作答。

②当宝宝俯卧用手撑起上身时，妈妈可试着在
他的背后叫他的名字，让他回头找人。一旦他
会回头，就马上将他抱起，并亲亲他说："你
真棒。"

③在进入宝宝房间之前，或在别的房间叫宝宝
的名字。宝宝也会转头寻找，看谁在叫他。

益智作用：

锻炼宝宝的视听统和能力，发展宝宝的注意力
和观察力；引起宝宝的好奇心，促进宝宝听觉
的分辨能力。

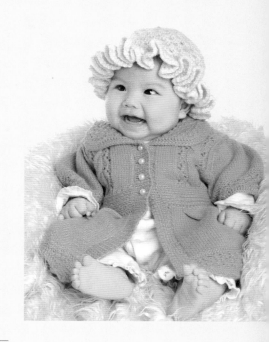

闻"百花香"

游戏准备：

带盖小瓶或者塑料胶卷盒若干，分别内装干桂花、茴香、茶叶、香波

方法步骤：

①父母把宝宝抱坐在地上，拿一个已装好香料的小瓶，放在宝宝的鼻子下方，来
回移动几次。

②观察宝宝闻到香味后的表情，然后对宝宝说"这是桂花香味"、"真香"、"真
好闻"。

③过几分钟，换一瓶香料让宝宝闻，每种香味让宝宝闻 2~3 次。

益智作用：

提高宝宝的嗅觉灵敏度，多接触花草对宝宝的视觉和嗅觉发育有很好的帮助。

7~9 个月宝宝益智游戏

连续翻滚

游戏准备：

地垫、小玩具

方法步骤：

①在平坦的地垫上，宝宝先仰卧，妈妈用一件可爱的小玩具吸引宝宝注意，吸引宝宝的视线。

②妈妈把小汽车从宝宝身边推开一小段距离，让宝宝去够取。宝宝很想向右转身去够，但够不着。

③宝宝会将身体翻过去，还是够不着，妈妈会说"再翻一个"，指着小汽车让宝宝再翻 360°，去够小车。

④经过几次之后，妈妈可以换个小玩具从宝宝身边滚过。这时候宝宝能较熟练地连续翻几个滚，伸手把球拿到。

益智作用：

增加宝宝动作灵敏度，为匍行及爬行作准备；训练宝宝全身肌肉运动，训练运动协调性；锻炼宝宝的感觉统合，促进大脑和前庭系统的发育。

搬运小工人

游戏准备：

手指饼干若干、干净的塑料盘子 2 个

方法步骤：

①妈妈将大约 10 个手指饼干放在一个塑料盘子里，接着用食指和拇指拿起一块手指饼干放在另一个塑料盘子里。

②引导宝宝做以上的动作，将饼干一块一块地放到另一个塑料盘子里。

③每当宝宝完成一次搬运之后，妈妈要用语言表示鼓励或给宝宝一个手指饼干。

④重复以上的动作，宝宝每搬运一次，妈妈可以在旁边数数，让宝宝感知物品和数量之间内在的逻辑关系。

益智作用：

锻炼宝宝躯体运动能力；培养动作连贯性和协调转换能力；培养宝宝的注意力、观察力、记忆力，激发好奇心和主动性，促进宝宝动作思维尽快萌芽。

10~12 个月宝宝益智游戏

滑滑梯

游戏准备：

滑梯

方法步骤：

①让宝宝自己扶栏杆上滑梯，妈妈要在旁边
协助和保护宝宝。

②让宝宝用一只脚先上去，另一只脚跟上，
每一步都踏稳以后，再尝试迈上一梯。

③如果需要换脚上梯时，帮宝宝用手拉住扶
手，身子微微向前。

④爬上去后，让宝宝坐好再缓缓往下滑。滑
下来时要帮宝宝扶好扶手，注意速度和脚落
地时的动作。

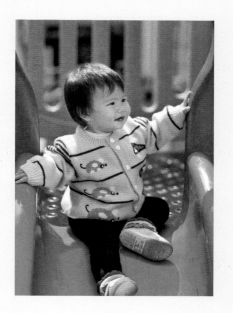

益智作用：

锻炼宝宝的攀爬、迈步能力，帮助宝宝控制身体平衡和协调性。

拍水声

游戏准备：

澡盆

方法步骤：

①妈妈拍一下澡盆里的水，让宝宝听见"啪啪"的声音。

②然后，妈妈轻轻地抓住宝宝的小手，再拍一下澡盆里的水，
鼓励宝宝自己拍起水花。

③逐渐加强节奏性，使宝宝掌握拍水的动作。

益智作用：

通过模仿，自己学习制造声音，加强宝宝对特定声音的印象，
从而提高宝宝对声音的记忆能力。

多元智能开发
让宝宝的大脑发育更全面

1 模仿发声

宝宝发声是从模仿开始的，因此妈妈对宝宝的第一次训练要从模仿开始。每天，妈妈可以在宝宝很开心的时候，抱起自己的宝宝，在他面前做出张嘴、吐舌或其他各种表情，或是慢慢地对着宝宝说出你希望宝宝掌握的第一个词。这时候你要让宝宝注意到你的口形和面部表情，逗他发音。逐渐地，宝宝就会发出声音应答你，与你进行"母子对话"。

2 吸引注意力

对宝宝听觉的训练也能够促进宝宝对于语言的掌握，因为宝宝只有先学会了听，才会学习说话。

妈妈可以拿一些比较好玩的发声玩具，如铃铛、拨浪鼓等，在宝宝面前摇晃，吸引宝宝的注意力，让他把目光集中在你的脸上。这时候你就可以对着宝宝喊出他的名字，或是对着他说话。妈妈还可以在宝宝四周制造声音，让宝宝寻找声源，加强宝宝对声音的注意力。

3 播放"宝宝音乐"

专家告诉我们，宝宝对音乐有很高的敏感度，童谣特有的节奏和韵律最适合小宝宝听。针对这些特点，妈妈可以为宝宝选择一些节奏欢快的宝宝音乐放给他听，每天只要播放十几分钟就可以。宝宝对妈妈的声音最熟悉，为了更好地让宝宝学习，妈妈可以亲自上阵，自己唱童谣给宝宝听。宝宝哭闹或者是每次睡觉前，妈妈都可以为宝宝轻轻哼唱摇篮曲，这样可以让宝宝很快安静下来，为他营造一个舒适、愉悦的睡眠环境。

4 学动物的声音

拟声词是最容易被人类掌握的语言，也是最容易引起宝宝兴趣的语言之一。为了引起宝宝对语言的兴趣，妈妈、爸爸可以用夸张的表情，模仿各种熟悉的小动物的叫声给宝宝听。在模仿声音的同时，妈妈最好也可以模仿动物做动作，这样能够起到事半功倍的效果。

动作能力

1 第1个月宝宝动作能力训练

第一个月内，宝宝身体十分弱小，身体刚刚开始发育，所以只能进行一些简单、轻巧的训练。

①抬头训练：包括竖抱抬头、俯腹抬头、俯卧抬头。

竖抱抬头：在给宝宝喂完奶以后，竖抱着宝宝使其头部靠在大人肩部，轻轻拍打其背部，这时幼儿会自然抬头打嗝。此时大人不要扶住幼儿头部，让其自然抬头以锻炼颈部肌肉，每日重复4~5次即可。

俯腹抬头：在宝宝空腹时，将幼儿放置在大人胸腹之上，使其自然俯卧在大人腹部，大人可以用双手给宝宝的脊部按摩，此时宝宝一定会非常开心地抬起头来。

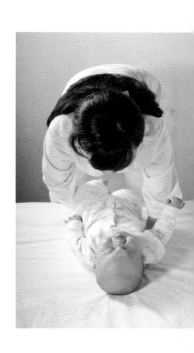

俯卧抬头：在两次喂奶中间，让小宝宝俯卧并抚摸小儿背部，大人可上下晃动双手逗得幼儿抬头。

②四肢训练：包括体操运动和练习"走路"。

体操运动：这项训练可以在床上完成。此时可以播放一些轻快的音乐，大人握住幼儿的小手或小脚跟着音乐的节奏做四肢运动，使其四肢得到充分的舒缓。

练"走路"：可以用双手托住小儿的腋下，让其脚底接触床面，宝宝会自然地做出踏步的动作。

2 第2个月宝宝动作能力训练

第二个月时，宝宝要接着做抬头训练和四肢训练，此外还要新增转头训练和爬行训练。转头训练可以训练孩子的颈部张力；而爬行训练可以促进宝宝大脑发育，开发智力、激发情绪等。如果不及时训练，宝宝易得大脑统合失调症。

①转头训练：这个训练可以由爸爸妈妈合作完成。爸爸抱着孩子，使宝宝面

向前方。妈妈站在宝宝面前左右晃动，呼唤宝宝的名字，逗得宝宝左右转动脑袋来寻找妈妈。

②爬行训练：将宝宝放置成俯卧状态，用手抵住宝宝脚底，此时宝宝会用全身的力量向前爬。这种初步的爬行运动是幼儿与生俱来的本能，不过也需要训练。

3 第 3 个月宝宝动作能力训练

第三个月，宝宝还要继续进行前两个月的锻炼，要注意适当增加俯卧抬头的难度。

①俯卧抬头训练：尽量让宝宝俯卧，抬头时能稳定地挺立到 45° ~90° 。

②翻身训练：此种训练最好在两次喂奶之间进行，不然对宝宝的胃部发育不利。将幼儿以仰卧姿势平躺于床上，把宝宝的左腿放在右腿上，此时大人用左手握宝宝左手，拉着他进行翻身动作。继而用右手手指刺激小儿背部，使其主动向右翻身，呈俯卧状。

4 第 4 个月宝宝动作能力训练

第四个月时，不仅前三个月的内容要继续训练，还要增加拉坐训练。翻身训练也要持续至能在俯卧位与侧卧位之间转换，并迅速发展到能自由地翻身。

①翻身训练：继续按照原来的方式训练，可以用玩具引诱幼儿翻身去取。

②拉坐训练：幼儿仰卧于床上时，大人握住幼儿的手，将其拉坐起来。大人切忌过度用力，要让宝宝自己用力坐起来。每日训练数次，争取能做到宝宝坐起来时头能伸直，不向前倾。

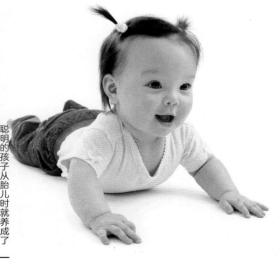

5 第 5 个月宝宝动作能力训练

第五个月时，宝宝的抬头训练和翻身训练要继续进行，使其能更加熟练地进行这些动作。不过这时候家长又要有新任务咯，就是帮助宝宝进行直立训练和靠坐训练，这能促进幼儿平衡感的协调发展。

①直立训练：用两手扶着孩子腋下，让其以直立的姿势站立在你的腿上，扶着宝宝跳动，每日数次。

②靠坐训练：将幼儿放在有靠背的沙发或者椅子上，让其练习靠坐，家长可以给予一定的支撑，支撑力量要逐渐减少，训练时间为每次 10 分钟左右即可。

6 第 6 个月宝宝动作能力训练

第六个月时，继续前面的练习，相信第一个月练习的内容宝宝已经很熟练了吧。在此基础上宝宝还要练习独坐、匍行和体操。体操训练是为了更好地将抬头、直立等动作做得更加熟练。

①独坐训练：独坐是在靠坐的基础上进行的。当幼儿靠坐较稳时，可慢慢抽离其支撑物，切记不可突然抽离。

②匍行训练：此项训练是在原来爬行的基础上进行的，原先只是在原地打转，而匍行是要向前爬行一段距离。家长可以用一只手抵住幼儿脚底，另一只手提起幼儿腹部，使其不断往前爬行。

③体操训练：扶稳婴儿随着音乐练习站立，准备向前走，训练时间每次不宜超过 1 分钟。

7 第 7 个月宝宝动作能力训练

第七个月时，继续训练爬行、连续翻滚和体操。这些训练和最初的训练相比难度增加很多，不过相信孩子很快就能熟练运用肢体。

①爬行训练：此时的爬行训练要尽量让孩子的腹部离开床面，可以用一些玩具引诱幼儿爬行。在训练时，还可以用毛巾提起腹部，练习手膝的支撑力，为过渡到手足爬行做准备。

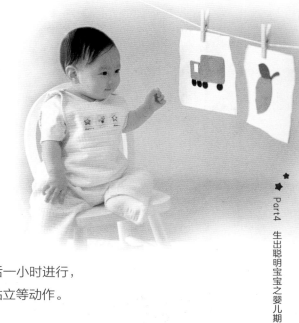

②翻滚训练：训练幼儿从俯卧到仰卧，再从仰卧转到俯卧，再从俯卧转到仰卧的过程。

③体操训练：体操训练最好在餐后一小时进行，在成人的帮助下练习上下肢的爬行、站立等动作。

8 第 8 个月宝宝动作能力训练

第八个月时，我们还要继续帮助孩子进行爬行训练，因为爬行是大脑综合能力的训练，对孩子的智力发育非常重要。此外，家长还要帮助孩子进行拉物站起训练。

①爬行训练：和第七个月类似，坚持做即可。

②拉物站起训练：让幼儿仰卧在床上，自己坐在他的正对面，双手伸出，让宝宝拉住自己的双手站起来。这时候家长要注意，切勿用力拉扯幼儿，让孩子自己发力。

9 第 9 个月宝宝动作能力训练

第九个月时，宝宝训练的内容逐渐多了起来，包括花样爬行、帮助站立、坐起并迈步。

①花样爬行训练：由于之前几个月宝宝一直在练习爬行，很多动作都从不熟练到熟练了，所以现在你可以用他喜欢的玩具逗逗他，使其前后左右不停地爬来爬去。

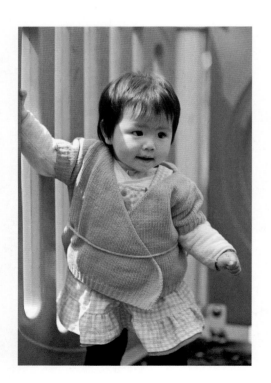

②帮助站立训练：大人可以牵着小孩的一只手让其站立，站立 3~5 分钟即可。期间可以用玩具逗引幼儿，使其处于兴奋状态。

③坐起并迈步训练：在幼儿处于仰卧或俯卧状态时，示意其坐起，用玩具逗引他向前后移动。

10 第 10 个月宝宝动作能力训练

第十个月时，可以进行更加有难度的训练啦。扶行到独走、站起坐下，都是宝宝即将要学习的内容。

①扶行训练：可让幼儿扶住椅子或者推车迈步，这时家长要在一旁看守，以防孩子没有走稳

而摔倒。

②起坐训练：可以在宝宝坐立时用玩具或者零食逗引宝宝，使其能灵活做到站起和坐下，并且鼓励宝宝进行各种姿势多种体位的活动。

11 第 11 个月宝宝动作能力训练

第十一个月时，可以给宝宝踢球啦，踢球能锻炼宝宝大脑的平衡度，促进眼、足、脑协调发展。家长还可以给孩子玩爬越障碍的游戏，这种游戏能增加宝宝爬行的熟练程度，还能锻炼智商和情商。

①踢球训练：可以给孩子购买充气的软质皮球。让宝宝和家长一起踢球，在整个过程中，球飞来飞去，宝宝的视线和身体也跟着球旋转。

②爬越障碍训练：11 个月的宝宝具有熟练的爬行技能和极强的攀高欲望，家长可以把家里的被子堆得高一些，让孩子爬行，宝宝应该会十分开心。

12 第 12 个月宝宝动作能力训练

在第十二个月时，宝宝已经快要一周岁啦。这时候的幼儿已经能随意爬行，独自站立了，现在家长要做的就是训练孩子独走和蹦跳。

①独走训练：开始可以在父母之间学着走，因为父母可以随时搀扶，慢慢地，父母要放开手让孩子独立行走几步，还可以用拖拉玩具的方式增加独走的兴趣。

②蹦跳训练：幼儿可扶着床沿、沙发训练，家长可以给孩子喊口令或放音乐，让孩子跟着节奏蹦跳。

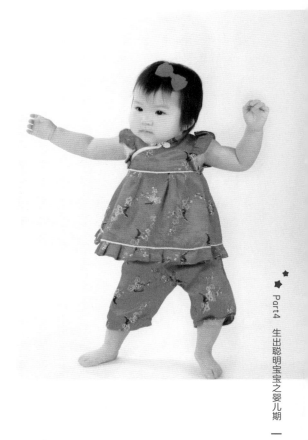

0~12 个月宝宝的认知能力发展

新生儿：对明暗和图案有视觉反应；对强光、声音反应灵敏。

对不同的味道会有不同的反应；看新事物时会屏住呼吸。

1 个月

偏爱色彩鲜艳的物体；能立即注意在眼前晃动的玩具。当你对宝宝说话时他会两眼紧盯着你的眼睛，挥手蹬脚，甚至发出"咿咿呀呀"声音和微笑。

2 个月

能注视、追随移动物体；开始识别家庭成员；长时间观察手、脚；会不断重复能引起肢体快感的动作，如吮拇指和挥动手臂。

3 个月

喜欢听音乐和儿歌；能自言自语、经常咿呀不停；会出声地笑；对周围各种物品都感兴趣。

4 个月

能寻找声源；喜欢看电视；能摸、握、转、摇、咬某些东西；在桌边时很活跃；能认出熟悉的东西。

5 个月

会咯咯大笑；喜欢玩游戏，如藏猫猫；会发脾气；能区别自己和镜中的自我。

6 个月

能发出"baba"和"mama"等音节；害怕陌生人；注意力集中。

7 个月

会四处寻找不见的玩具；能辨别人的脸；会摆弄一个物体，如小木块等；认识某一身体部位。

8 个月

喜欢玩与人合作的游戏；会对别的婴儿抱有敌意；别的婴儿哭时他也会哭；会做拍手的游戏、再见等动作。

9 个月

除会说"爸爸"、"妈妈"外，还会说别的一两个词；开始有性别差异；会把单个的物体与别的物体区别开来。

10 个月

对父母表示依恋之情，和父母一起看书、找图片；将物体与其特性相联系，"喵"一声就代表猫，看见鸟就朝上指；能听名称指物。

11~12 个月

能反复练习所知道的单词；爱看图画、念儿歌、听故事，并模仿动作；会指身体 2~3 个部位。

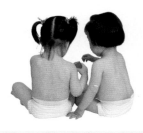

让小宝宝玩积木

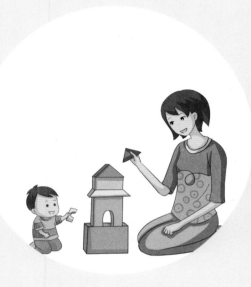

幼儿在进行认识图形的训练时，积木是非常好的教具。可预先准备几种形状的积木或纸板，家长说出每个图形的名称，让孩子把相应的积木或纸板给你，如"把圆形给妈妈"、"给妈妈找一个三角形"等。等孩子识别这些图形后，再教孩子说出每种图形的名称，如指着正方形问孩子："这是什么形状？"对于这些图形的识别，家长还可以在日常生活中结合实物来教孩子识别，如看到球就告诉孩子"这是圆形"。

用玩具教小宝宝认识图形

爸爸妈妈还可以用一些镶嵌及镂空的玩具来让小宝宝认识图形，然后可以慢慢使用几何图形组。一般这个年龄的孩子只能掌握一些简单的图形，对比较复杂的图形还不能很好地掌握。因此家长要有耐心，也不要要求太高，让孩子从简单学起，循序渐进。

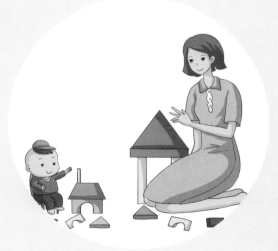

0~12个月宝宝的社交能力发展

1个月

可以分辨出物体和人，喜欢看正常人的面孔，当你看着他笑时，能够盯住你的脸看。

2个月

微笑性质发生变化，从自发性微笑转变成社会性微笑，即对他笑时会回应一个微笑。

3个月

对妈妈开始有"偏爱"，更加喜欢人们接近、俯视他们，报以微笑和快乐动作，跟他说话时有时会发出声音，这是他开始掌握谈话技能的标志。

4个月

对周围的事物开始产生兴趣，自言自语，咿呀不停，对成人的话有反应，逗引时能笑出声音。

5个月

开始认人，能认识妈妈，知道认生，不喜欢生人抱，对周围的人持选择态度，能听懂责备与赞扬的话，发出喃喃单音节。

6个月

会发出不同声音，表示不同反应，对陌生人表现出惊奇、不快，把身体转向亲人。

7~8个月

能模仿成人摇手表示再见，能辨别成人不同的态度、脸色和声音，并做出不同的反应。

9~10月

懂得一些词，建立言语与动作的联系，会拍手表示"欢迎"，摆手表示"再见"。

11~12个月

会指认室内很多东西，会听成人的话拿东西，有些婴儿会有意识地叫爸爸、妈妈等。

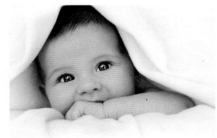

1 妈妈是第一个"好朋友"

宝宝社交的第一步从出生就开始了。虽然小小的他躺在那里还不能说话，但是通过哭、目光接触、笑等表情，我们的小社交家完全能和周围人互动起来。他能模仿周围人的表情，而很快亲友们就能从小家伙的肢体信号中"破译"他的需要了。

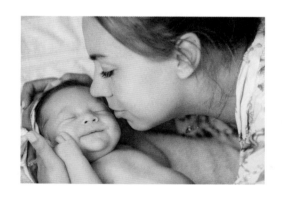

妈妈、爸爸、保姆或祖辈的抚摸、亲吻、及时的回应，为孩子提供了安全感，让他感觉良好，充满自信。有了这种关爱的保障，小社交家才能安心地去"探索"外部世界，包括与各种各样的人"相遇"，并且建立良好的关系。

可以说，合群的第一阶段是在孩子的家庭中完成的，尤其重要的是来自妈妈的爱。

2 表达是宝宝社交的开始

妈妈可以在与宝宝的接触过程中发现，宝宝会用很多方式来表达自己，比如挥手来表达开心，哭闹来表达难过。当宝宝做出这些动作并且有人给予相应的回应时，宝宝就已经经历了一个社交的过程。

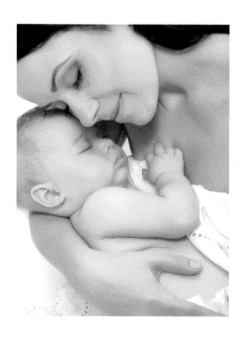

当宝宝可以用语言来表达自己，开始能够与人进行交流的时候，父母就应该多带宝宝出去与同龄人沟通。神奇的是，小宝宝之间虽然不能够完全用语言来进行表达，但是他们却能够了解对方动作中表达的信息。

3 婴儿天生就具有社交能力

实际上婴儿天生就有社交能力。年轻的爸爸妈妈们可曾注意，宝宝从生下来第一天起，就会睁着明亮的眼睛注视着你，用身体贴近你，这就是想跟你交流。

新生儿生下来就会看、听，有嗅觉、味觉、触觉、活动和模仿能力，这些能力具备了与大人交往的能力，如果爸爸妈妈们从新生儿期能敏感地理解新生儿的表示，比如哭、表情、眼神等，给予积极的回应，就可以促进新生儿交流能力的发展。

随着宝宝的发育，逐渐会以叽叽咕咕叫、咯咯笑、说话、挥舞小手等不同的方式跟你交流，大人们不要忽视他的存在，关注宝宝的感情和兴趣，友善地、愉快地回应他，逐渐建立起宝宝与人相处的友好和信任感。

4 让宝宝尝试接触陌生人

研究证明，3 个月的婴儿见到成人的面孔，在脑中能形成清晰的影像，5~6月时，随着对面孔辨认的细致程度增加，对陌生人显出警觉和回避反应，对每天陪伴他、抚育他的妈妈更加偏爱。就是说会认人了，这是婴儿社会性的重大发展，也代表着宝宝感知、辨别和记忆力的提高。年轻的爸爸妈妈们要考虑到宝宝的生理特点，既不能强迫他跟生人接触，更不能让他回避生人。可以采取先接触家里人或经常在一起的亲朋好友，也就是说刚开始接触熟悉的面孔，然后逐渐接触更复杂的情景，逐渐扩大他的社交圈，想让宝宝完全摆脱怕生，接受所有陌生人需要一个很长的过程。

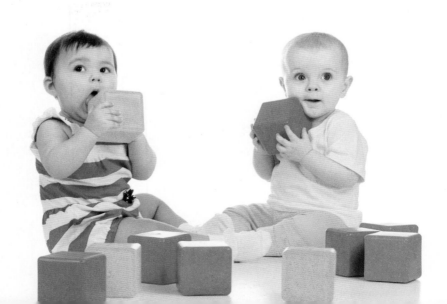

3 个月宝宝自理能力的训练

①开始培养定时定点大小便的习惯。

②注意培养良好的生活习惯，使生活有规律。

4 个月宝宝自理能力的训练

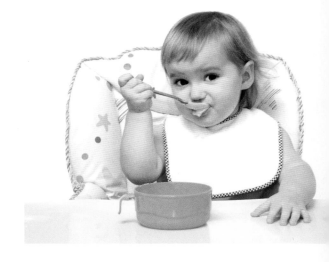

①用勺喂米糊或鸡蛋黄，能张大口舔食。

②培养良好睡眠习惯，白天觉醒时间延长，晚上能睡大觉。

5 个月宝宝自理能力的训练

给小孩一块软的能攥住的饼干，笑着对他说："宝宝吃饼干啦。"并帮他把饼干移到嘴边放入口中，让小孩将饼干咀嚼后咽下。

6 个月宝宝自理能力的训练

继续练习让孩子自己拿着东西吃，如饼干、虾酥条等。

7 个月宝宝自理能力的训练

①训练小儿从盛了水的杯中喝水。

②继续让小儿多与同伴交往，帮助他克服怯生、焦虑的情绪，引导他正确地表达情感。与同伴玩，是宝宝学习语言、交际能力、培养良好素质的重要途径。

③训练小儿养成安静入睡、高兴洗脸的习惯，养成定时、定点大便的好习惯，学会蹲便盆，大便前出声或做出使劲地表示。

8 个月宝宝自理能力的训练

在喂饭时，大人用一只勺子，让孩子也拿另一只勺子，许可他用勺子插入碗中。此时，孩子分不清勺子的凹面和凸面，往往盛不上食物，但是让他拿勺子使他对自己吃饭产生积极性，有利于学习自己吃饭，同时也促进了手眼脑的协调。

9 个月宝宝自理能力的训练

①训练宝宝养成大小便坐盆的习惯。此时小儿尚不能完全主动表示，可在宝宝有便意时定地点、定时协助他坐盆。

②给宝宝穿衣服时要告诉他"伸手"、"举手"、"抬腿"等，让他用动作配合穿衣、穿裤。如果他还未听懂，就去用手去示范协助。经常表扬他的合作，以后他就会主动伸臂入袖，伸腿穿裤。

10 个月宝宝自理能力的训练

①鼓励宝宝自己捧杯喝水，由洒漏渐渐熟练到不洒漏，大人应放手让宝宝做。

②穿衣服时教小儿配合，如穿上衣时知道把胳膊伸入袖内。

11 个月宝宝自理能力的训练

①从小给小儿一个固定的座位，让他养成安定吃饭的好习惯。

②用一个玩具勺子在玩具碗内学习盛起小球、枣、药丸蜡壳等。有了这种练习，孩子渐渐懂得用勺子的凹面将枣或小球盛入，放到另一个小碗内。母亲表扬孩子"真能干"，为以后孩子自己吃饭打好基础。

12 个月宝宝自理能力的训练

①培养良好的大小便习惯，并逐渐懂得要求坐盆，如便前自己找盆坐下。

②让宝宝上桌和大人一起吃饭，不能由爸爸妈妈包办代替，只能帮助，因为上桌子同大人一起吃饭，会使孩子快乐。能分享不同味道的食物，增进食欲。孩子自我意识随之增强，无意中感到自己会吃东西了。

③会用手抓掉帽子，也会抓起帽子戴到头上，而且戴稳。孩子的动作并不精细，半圆形的帽子可以戴好，毛绒帽子就不会拉正，需大人帮助。

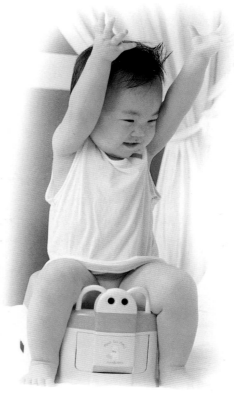

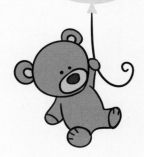

从 12 个月开始，
聪明宝宝要这样培养

　　12 个月以后 3 岁以前是宝宝大脑发育最快的时期之一，这个时期的宝宝几天不见面，你就会发现他身上已经发生了翻天覆地的变化。这个时期的宝宝最多的活动应该是游戏，爸爸妈妈不用担心宝宝没有学习，在起跑线上输给了其他宝宝。游戏是一种包含多种认知成分的复杂心理活动，是宝宝目前最佳的学习方式。所以这个时期，最重要的就是应该给宝宝创造一个良好的环境，让宝宝的智力得到最快、最好的发展。

尊重宝宝的天性，
别扼杀了宝宝的天赋

设想一下，如果我们让爱因斯坦代替阿里去打拳击比赛，而让阿里代替爱因斯坦去研究相对论，结果会如何呢？如果真能这样安排的话，很明显，二十世纪不会出现一个伟大的物理学家和一个传奇拳王。每一个孩子都有其自身的独特性，培养聪明孩子时要尊重孩子的天性，做到顺势而为，别早早地就把宝宝的天赋扼杀了。

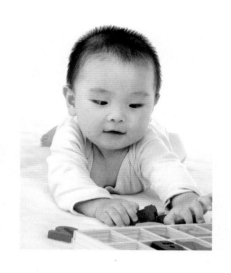

在现实中，并不是每个宝宝的天赋都能被及时地发现。很多父母会感觉自己的宝宝好像并没有哪方面表现出有什么过人之处，更有甚者认为自己在各方面资质平平，孩子好像也理所当然地应该不是什么天才，这种想法是极为错误的，也是不科学的。父母自己没有天才的表现，除了有一部分先天遗传的原因，还与父母自己成长时所处的各种环境和后天所受的教育有极大的关系。诞生在 20 世纪的孩子大多数是在父母这样的观念中成长起来的，父母日夜所担忧的是想办法维持一家人的正常生计，稍好一点的，则可以让自己的孩子能多念几年书，至于对孩子精神方面的关爱则是少之又少，更谈不上刻意去发现孩子的天赋并对孩子的天赋潜质进行深度挖掘。

我们现在常笑谈如今的孩子是幸福的，至少现在的孩子生长在物质充裕的环境里，在物质的欲望得到满足之后，还能有一点自己精神层面的追求。现在我们应该倡导这样的理念，父母即是孩子的父母，也是孩子的导师，如果你能拥有一双发现慧眼的眼睛，你的孩子就可能成为一个天才。当然，如果你从来没有将目光聚集在孩子身上的话，有可能一个天才儿童就与你擦肩而去你却茫然不知。父母是发现孩子拥有某一方面天赋的第一时间发现人，爸爸妈妈们请多一点时间关注你的孩子。

聪明的孩子从胎儿时就养成了一

在这里有必要讲述一下法国雕塑艺术家罗丹的故事。奥古斯特·罗丹是 19 世纪法国最有影响力的雕塑家，他一生勤奋工作，敢于突破官方学院派的束缚，走自己的路，他善于吸收一切优良传统，对于古希腊雕塑的优美生动及对比的手法，理解非常深刻，其作品架构了西方近代雕塑与现代雕塑之间的桥梁。罗丹是西方雕塑史上一位划时代的人物；欧洲两千多年来传统雕塑艺术的集大成者、20 世纪新雕塑艺术的创造者；罗丹他在很大程度上以纹理和造型表现他的作品，倾注以巨大的心理影响力；被认为是 19 世纪和 20 世纪初最伟大的现实主义雕塑艺术家。可是就连罗丹这样一个伟大的雕塑家，在小的时候他的天才也险些被扼杀。罗丹出生在法国一个贫穷的基督教家庭，父亲是一名普通的警务信使，而母亲也只是一个贫苦的普通妇女。罗丹从小被送进教会学校上学，可他对宗教没有表现出特别的兴趣，而且在各门功课上也表现得十分糟糕，但他唯独对画画这件事显得情有独钟。有一次罗丹跟随父亲到一个餐厅去吃饭，他看到父亲的脚边有一张纸，于是他找了支笔，趴在地上画出了父亲皮鞋的样子。父亲看到儿子趴在地上画画，非常生气，他严厉地斥责儿子："你不认真读书，就知道画画，画画能让你吃上饭吗？"父亲让儿子保证今后一定好好学习，不再画画了。此后罗丹便不敢在家里画画，但他学习成绩依然没有任何进步，因为他还是时不时地偷偷画画。父亲无奈只好把罗丹送到他在乡下的弟弟处读书，四年过后，父亲看罗丹确实不是块读书的料，便准备让他结束学习去工作。为此罗丹极力抗争，一心只想去学画画，这让他的父母十分恼怒。还好罗丹的姐姐发现了弟弟在画画上的天分，便说服父亲把弟弟送进了巴黎美术工艺学校学习画画，还把自己靠打工挣来的钱寄给弟弟作住宿费。最后，罗丹终于如愿以偿地走上了艺术的道路，成为了近代欧洲划时代的大雕塑家。

想象一下，如果罗丹的父母因家庭的贫穷而忽视他的艺术天分，执意不让他去学习画画，那么很可能在当时的法国只是多了一个毫不起眼的工人，一代雕塑大师决不会横空出世，要知道，罗丹可是自文艺复兴时期著名雕塑家米开朗琪罗之后最有成就的雕塑艺术家，这样的人物可能几百年才会出现一位。如果罗丹的艺术天赋没有得到及时的发现和培养，那么这将会是整个世界精神财富的一大损失。

尤其在孩子 12 个月以后，很多宝宝已经可以表达出自己好恶，爸爸妈妈更是要多多关注孩子，要善于捕捉在孩子身上偶一闪烁的"天才火花"。如果有的爸爸妈妈自认为没有这样的能力，那么也要谨慎对待孩子的各种表现，千万别扼杀了宝宝的天赋。

这些行为容易扼杀孩子的天赋

1 喜欢替孩子包办一切

很多父母往往认为孩子年龄过小，自理能力不足，尤其是 3 岁以下的宝宝在生活中各方面的活动基本上都要依靠父母才能进行，从而喜欢为自己的孩子包办一切，并且认为这是一种爱的表现。殊不知，孩子最好的学习方法就是要自己去体验、经历，如果家长表现得过分勤快，事事都替孩子包办，这样除了会使孩子缺乏独立意识，还使孩子少了动手锻炼、思考探索的机会，这样大脑的潜能就难以得到开发。

父母之于孩子，总的来说都是无尽的爱。可有的时候，爱也是扼杀孩子的武器之一。孩子虽小，但自我意识在迅速增强，通过完成一些小任务，能够带给他们莫大的成就感。而父母有时怕孩子做不好，或者怕孩子累着，就将生活中事无巨细的事情都替孩子安排好。他们不鼓励甚至不喜欢孩子自己去解决问题，在父母的庇护下，孩子不光大脑智力得不到增长，也很可能会失去成长的机会，长大后成为缺乏自理能力的人。

2 总是给孩子以标准答案

探索未知的东西是孩子的天性，孩子总是充满好奇心，事事都想问一个"为什么"，在这时候，家长千万不要表现出对孩子的问题不耐烦，更不要每次都直接给出方方正正的答案。应该引导并鼓励孩子说出他自己的想法，这样有助于培养孩子独立思考的能力。独立思考的能力对于孩子来说是非常重要的，历史上很多杰出的人物之所以能做出伟大的成就，与他们拥有独立的思考能力是分不开的，没有独立思考的能力就很难有创新。

有的父母时常有这样的想法，怕如果自己的孩子太有个性、太有自己的想法和主张，以后进入社会后会很难与周围的人相处，这完全是不必要的担忧。因为天才并不是总是与众不同的，历史上很多某一方面的杰出人物更多的是德艺双馨的大家。

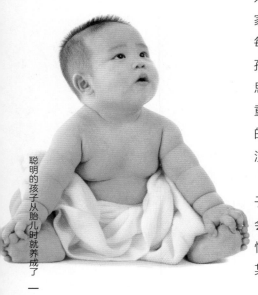

聪明的孩子从胎儿时就养成了

3 破坏孩子的想象力

丰富的想象力是天才宝宝的一大表现，孩子的想象力十分丰富，甚至远超成人。孩子的视角与大人是不同的，但很多大人习惯用自己成人的眼光看待孩子的一切，这对孩子想象力的发展来说十分有害。

比如，在现实中很多家长会遇到这样的情况，大多数宝宝小的时候都喜欢写写画画，特别是画画的时候，这些宝宝会画出各种令人感到奇异的东西，比如绿色的太阳、粉色的天空、长着人脸的苹果、生着翅膀的人等等，很多父母在这时候就急于纠正孩子，告诉孩子这是错的。这种看似正确的指导行为，却是用成人的视角对孩子进行愚蠢的干涉。和孩子相处时，家长要克制自己的"聪明"，才能让孩子的思维插上"翅膀"。肯定孩子的新奇想法，才能让他们更愿意探索，更有信心发挥自己的想象力。

4 禁止孩子玩游戏

父母们要明白一个道理，天才都是"玩"出来的。事实上，在孩子很小的时候，并没有能力接受太多的知识灌输，更别提过于抽象的理论知识，孩子的各种智能很多其实要在游戏当中才能得到开发。

现在的父母很多都带有对于孩子玩游戏的偏见，对孩子玩游戏完全持否定态度，认为玩游戏的孩子都是坏孩子，并且玩游戏会耽误孩子的学习，最终影响孩子的考试成绩，这完全是一种功利性的偏见。不光如此，现如今有很多的中国父母对于除教科书以外的一切东西都怀有敌视的眼光，这是中国现代教育的巨大悲哀，孩子们早已在这样的教育环境中感到窒息，学习本应是终身的，教育也不只是为满足一时虚荣的恶意竞争，可我们的孩子早已在这样的教育模式下对学习过早地失去了兴趣，他们的教育将止于学校，更谈不上自我教育和终身学习。

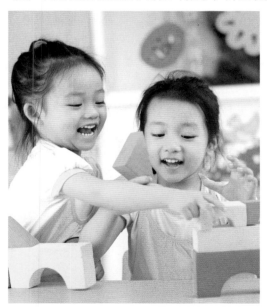

聪明的孩子
都是"玩"出来的

好玩的积木

游戏准备：

各种颜色的积木

方法步骤：

①妈妈可以挑选形状颜色各异的一些积木，然后和宝宝一起进行分类匹配游戏。

②妈妈首先按照颜色将积木分类，接着按照积木的形状分类，教宝宝认识各种颜色和形状。

③妈妈可以将相同颜色积木放成一排，让宝宝数数是几个，再看看各种颜色积木是否一样多。

益智作用：

按颜色和形状分类，引导宝宝学习颜色、数字，并形成分类、集合的概念。

投球进篮

游戏准备：

小皮球、大筐子

方法步骤：

①宝宝愉悦的时候，让宝宝躺在摇篮里，或者将宝宝抱在怀中。

②用声音柔和的花铃棒或者八音盒逗弄宝宝，因为花铃棒能不断旋转，吸引宝宝的注意力，同时还能听见美妙的声音。

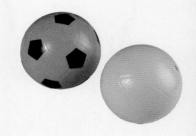

益智作用：

锻炼宝宝双臂的力量，训练宝宝的运动协调能力；增强宝宝手与上肢的运动能力；增强视觉，培养投球时的方向感；让宝宝养成爱运动的习惯。

分出不一样

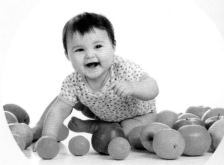

游戏准备：

大皮球、小皮球

方法步骤：

①在地毯上放 3 样东西，其中 2 样是相同的，可以放两个相同的大皮球，另一样则是完全不同的，可以再放一个小皮球。

②在宝宝把玩这些东西的时候，妈妈可以拿起其中一样，然后给他描述东西的大小、颜色，并告诉他哪两样是一样的。

然后拿着其中一个大皮球，对他说："还有一个一样的皮球在哪里呢？"

③如果宝宝选对了，妈妈要表扬。如果宝宝选错了，要告诉他："你选的这个跟妈妈手上的不一样呢。你再好好看看，要找到一样的才行哦。"

④做了几天分出不一样的游戏之后，妈妈可以变个花样来分辨不同。让宝宝辨别颜色异同时，三样东西的形状和大小应当相同；当宝宝辨别形状时，三样东西的颜色和大小应当相同。尽量避免将宝宝弄混淆。

益智作用：

教宝宝按照物品本身的特点，来观察物体直接的差异，帮助宝宝识别东西。

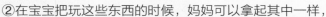

画个红彤彤的太阳

游戏准备：

一盒水彩笔、几张白纸、一幅太阳挂画

方法步骤：

①妈妈先帮宝宝准备好水彩和白纸、太阳挂画，让宝宝说出太阳的形状和颜色。

②妈妈拿水彩笔在白纸上画一个圆，然后鼓励宝宝像妈妈这样做。

③如果宝宝还不会握笔，妈妈可以先握着宝宝的小手，在纸上画圈，再让宝宝自己画。

④妈妈帮助宝宝完成太阳图画，涂上鲜亮的红色，然后和宝宝一起欣赏，并夸一夸宝宝。

益智作用：

培养宝宝感受线条、色彩、形状，培养美感，让宝宝体会美、欣赏美，提高眼手协调能力和审美水平。

模仿动物行走

游戏准备：

动物卡片、动物行走的光盘

方法步骤：

①将事先准备好的动物卡片给宝宝看，如踮起脚的
猫咪、摇尾巴的小狗、小心翼翼的老鼠、摇摇摆
摆的鸭子等。

②播放具有以上几种动物行走图像的光盘，让
宝宝先仔细观看几遍，让宝宝学习模仿。

③妈妈拿一张动物卡片——踮起脚的猫咪，让
宝宝回忆如何模仿猫咪的神态，妈妈也可以跟着
宝宝一起模仿动物行走。

④几分钟之后，选择第二种动物，然后继续模仿。

益智作用：

培养宝宝的创造力和想象力，同时帮助宝宝识别能力和分
类能力的培养。

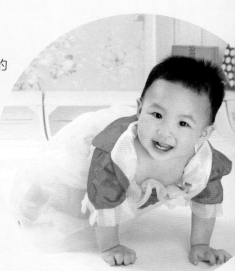

纸筒传话

游戏准备：

长 10~15 厘米的纸筒

方法步骤：

①爸爸和妈妈先分开坐在两端，让宝宝坐在中间。

②先由一端的妈妈拿着纸筒对着宝宝的耳边悄悄说一句话，让宝宝去告诉另一端的
爸爸，妈妈对宝宝说的话必须要简单清楚。

③如果宝宝传对了，爸爸和妈妈要给予鼓励和表扬。如果宝宝记不起来了，就问宝
宝怎么办，再回过来请妈妈重复一遍，然后继续以上的游戏。

益智作用：

这个游戏能够引起宝宝的好奇心，并且能让宝宝安静地集中注意力，更重要的是能
训练宝宝的听力和记忆力。

风车转转

游戏准备：

一张硬卡纸、胶水、图钉或大头针、一根筷子

方法步骤：

①先把正方形的卡纸分别对角折好，再用剪刀沿着对角线剪至 2/3 处。

②将 4 个角折至中心，并用胶水固定，用图钉或大头针把风车固定在筷子或小木棍上面。

③让宝宝用嘴吹动风车，看看什么时候风车才会转。

益智作用：

锻炼宝宝的动手能力，发展手指动作的灵活性，提高宝宝感知自然的能力，培养宝宝的观察能力

看图说话

游戏准备：

日常用品的图片或者家里的各种日常用品

方法步骤：

①妈妈先准备一下家里日常生活用品的图片，然后教会宝宝辨认和学习这些用品的词汇，并了解其用途。

②为宝宝准备的生活用品图片可以是杯子、碗、筷子、勺子、毛巾、脸盆、牙膏、牙刷、衣服、裤子、袜子、鞋子、电脑、电视、冰箱、电风扇、沙发、衣柜、床、台灯、桌子、椅子、书本、笔等物品。

③将这图片反复地给宝宝看，直到宝宝能指着上面的物品，大声说出来。

益智作用：

教宝宝认识家具物品，并告诉宝宝各种家具的用途，增加宝宝的词汇量，提高宝宝的认知能力，增加宝宝的生活常识。

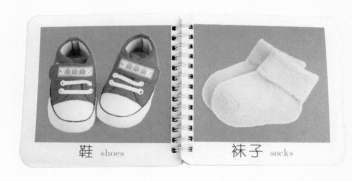

鞋 shoes　　　袜子 socks

自我介绍

游戏准备：

毛绒玩具、录音机

方法步骤：

①妈妈将一只兔子玩具挡在自己面前，模仿小兔子的声音说："我是小白兔，白白的身体，长长的耳朵，红红的眼睛，爱吃萝卜和青菜，喜欢蹦蹦跳跳。"

②介绍完之后，妈妈就带着毛绒玩具坐在下面当听众。

③接下来，让宝宝站在对面来介绍自己，引导宝宝说出自己的名字、性别、年龄、喜欢吃什么、喜欢玩什么。

④妈妈可以用手机录下宝宝说的话，然后播放给宝宝听，说得不对的地方可以慢慢帮他纠正。

益智作用：

本游戏能加深宝宝的自我了解，提高语言表达能力。

热情的小主人

游戏准备：

塑料杯、碗等厨房用具

方法步骤：

①妈妈和宝宝一起玩"做客"游戏，妈妈扮成来访的客人，来宝宝家做客。

②妈妈站在家门外敲门，对宝宝说："你好，我到你家来做客。"

③宝宝来开门之后，妈妈引导宝宝说一些"你好"、"请喝茶"、"在我家吃饭吧"、"不客气"、"再见"等礼貌用语。妈妈可以跟宝宝互换角色，先给宝宝做一个示范，先招待宝宝这个"小客人"。

④等宝宝玩一会游戏之后，妈妈可以邀请宝宝的朋友到家里来玩，让宝宝亲自来招呼自己的客人吧。

益智作用：

教宝宝掌握基本的社交规则和基本礼仪，并强化了宝宝的社会行为。

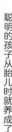

聪明的孩子从胎儿时就养成了

点豆子

游戏准备:

红豆、黄豆、绿豆各 7 颗,红、黄、绿盘子各 1 个

方法步骤:

①妈妈事先将各种豆子混在一起,倒在地垫上。

②让宝宝按照颜色分类,将豆子一颗颗捡起来,然后分别放入与豆子颜色相同的盘子里。

③妈妈可以带领宝宝边捡豆子边唱儿歌:"红豆豆,绿豆豆,我们一起数豆豆,一二三,三二一,一二三四五六七;黄豆豆,红豆豆,我们一起数豆豆,一二三,三二一,一二三四五六七。"

④摆好之后,妈妈告诉宝宝每种豆子的名称以及食用注意。

益智作用:

提高宝宝的分类能力,锻炼逻辑思维能力和概括能力。促进宝宝认知力的发展,对宝宝情绪、意志及身体发展有着重要意义。

找问题

游戏准备:

袜子、鞋子、牙膏、牙刷

方法步骤:

①妈妈先帮宝宝穿好一只鞋,然后套上一只宽松的袜子。妈妈先不要说话,观察宝宝会不会发现有什么问题,并且纠正妈妈的错误。

②妈妈把牙膏挤到牙刷的背面,而不是牙刷的刷毛上。再让宝宝看看哪里不对劲,看看宝宝做什么反应。

③妈妈还可以故意穿两只不一样的鞋子,假装要出门,看看宝宝会不会发现妈妈犯的错误。

④当宝宝发现并且指出错误在哪儿的时候,妈妈要鼓励和夸奖宝宝;当宝宝不能及时发现错误时,妈妈要适度引导宝宝发现错误。

益智作用:

培养宝宝精细动作能力以及发现问题、解决问题的技能。

小帮手

游戏准备：

家里的生活用品

方法步骤：

①妈妈在扫地的时候，需要一个铲子把垃圾扫进垃圾篓，这个时候可以对宝宝说："宝宝，快来帮妈妈用铲子装垃圾。"

②起床时，妈妈可以对宝宝说："宝宝，快帮妈妈拿衣服，妈妈要穿衣服起床啦。"

③宝宝帮忙之后，要让他知道他真的帮到了忙。给宝宝一定的机会，你会发现宝宝不但很听话，还能帮上许多忙呢。

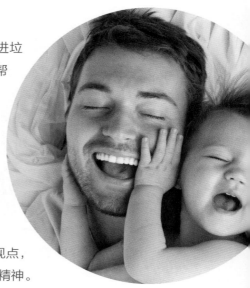

益智作用：

偶尔让宝宝帮个忙，可以培养宝宝了解别人的观点，帮助别人达成他的需要，增加宝宝的爱心及合作精神。

超市购物

游戏准备：

菜篮子、水果、蔬菜、小玩具、钱币

方法步骤：

①准备 10 元、5 元、1 元、5 角、2 角、1 角等钱币各 1 张。

②在客厅摆上两张小桌子作为货架，摆上玩具、水果和蔬菜，爸爸当店里的售货员。

③妈妈带着宝宝，拎着菜篮子，一起来购买物品。

④妈妈买一件物品之后，让宝宝也随意挑选一件物品，并问宝宝所挑选的物品叫什么名字，然后给售货员爸爸一点钱。并告诉宝宝，购物的时候选好自己要的东西之后，就可以付钱了。

⑤每次都购买一件物品，多次反复。

益智作用：

提高宝宝的认知和语言能力，培养宝宝的一些生活常识，并了解简单的购物、付钱、贵、便宜等关系。

踢球射门

游戏准备：

两根木杆、两个相同的彩色皮球

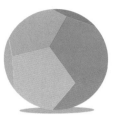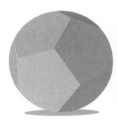

方法步骤：

①爸爸先将两根木杆立起来，然后告诉宝宝这
是球门。

②爸爸先拿着球告诉宝宝踢球游戏的规则，自
己示范一遍，然后鼓励宝宝将球踢进球门。

③当宝宝踢进球时，一定要夸奖和喝彩，以激发宝宝对运动比赛的兴趣。

④等宝宝慢慢熟悉踢球之后，爸爸还可以跟宝宝进行比赛，看谁踢进球的次数多。

益智作用：

这个游戏能发展宝宝腿部的肌肉，增强身体的平衡力，培养判断力和运动的灵活性。

带妈妈回家

游戏准备：

照相机

方法步骤：

①妈妈带着宝宝在附近的户外玩耍，在去户外的途中，妈妈可以边走边给宝宝介绍
沿路的风景和建筑物，并且拍照保存下来。

②玩累之后准备回家了，妈妈这时可以假装迷路，然后问宝宝："妈妈不知道回家
的路了，宝宝还记得吗？"

③如果宝宝记得的话，就让宝宝带你回家吧。如果宝宝记得不太清楚，妈妈可以引
导宝宝打开拍摄的照片，回忆照片上这些风景和建筑物都在哪里见过，直到宝宝能
回忆起回家的路线为止。

④就这样，妈妈跟在宝宝的后面，让宝宝学习回忆，并且牢牢记住回家的路。

益智作用：

通过游戏可以强化宝宝的记忆力，将无意识的记忆强化，从而增强宝宝的生活能力，
还能培养宝宝的自信。

练习用筷子

游戏准备:

宝宝专用筷子、小碗、海绵、小玩具等

方法步骤:

①妈妈可以先给宝宝示范拿筷子的正确姿势,然后教宝宝拿筷子的方法,可以让宝宝一边学习一边模仿。

②等宝宝的筷子能拿得有模有样之后,妈妈可以将海绵块、小玩具等逐一放入到一个碗中,将另一个空碗并排挨着,然后鼓励宝宝试着用筷子将碗中的物体转移到另一个碗中。

③等宝宝能够成功完成任务之后,妈妈可以试着拉大两个碗之间的距离,也可以换一些比较小的物体给宝宝夹。

④在宝宝反复练习使用筷子之后,可以鼓励宝宝吃饭的时候使用筷子。

益智作用:

本游戏能锻炼宝宝小手肌肉的灵活性和控制能力,同时可以训练宝宝的生活自理能力,并通过手部肌肉的活动刺激脑细胞,有利于大脑的发育。

小熊生病了

游戏准备:

一只小熊玩偶

方法步骤:

①妈妈把小熊玩具带到宝宝的床上,然后对宝宝说:"小熊生病了,躺在床上休息呢,宝宝去看看他吧!"

②妈妈可以先给宝宝示范看病人的基本礼仪:去看望病人的时候,可以带一些水果或者补品,还要说一些安慰的话,并祝愿病人早日康复。

③接着让宝宝自己来看望一遍"病人",这时妈妈可以代替小熊,跟宝宝互动和交谈。等宝宝懂得怎么说之后,要及时地给予宝宝赞扬和鼓励。

益智作用:

这个游戏通过宝宝和妈妈的互动,让宝宝初步了解看望他人、关心他人的方式,并学习相关的礼仪和规则。

全家人的接球游戏

游戏准备：

一个小皮球

方法步骤：

①爸爸、妈妈和宝宝3个人围成圈站好，各自
之间保持大概1米的距离。

②爸爸先拿着球，给宝宝示范一遍，先将球抛
给妈妈，妈妈示范接球动作，伸出双手来接球。

③接着让妈妈将球传递给宝宝，宝宝接住球之
后再抛给爸爸。

④根据宝宝第一次的抛球和接球情况，爸爸、
妈妈可以适当调整距离宝宝之间的站位。再反
复进行多次的训练。

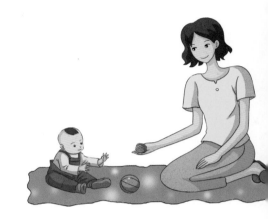

益智作用：

这个游戏能训练宝宝抛接物体的技能，锻炼宝
宝手眼的协调性，促进其空间知觉的发展，增强宝宝的感受力。

让宝宝认识时间

游戏准备：

时钟

方法步骤：

①妈妈先准备一个时钟，然后和宝宝开始体验一天的生活。

②当钟指着8点时，妈妈可以指着钟告诉宝宝："现在8点，是起床、吃早餐的
时间啦。"然后让宝宝自己穿衣、刷牙、吃早饭。当钟指着12点时，妈妈指着钟
告诉宝宝："现在12点，是吃午饭的时间。"然后让宝宝准备吃午饭……

③此外，妈妈还可以试着教宝宝一些关于时间的词汇和短语，如"刷完牙之后，宝
宝就要上床睡觉"或"吃饭之前，宝宝一定要洗手"等等。通过耳濡目染，宝宝就
会对这些经常使用的时间副词很熟悉了。

益智作用：

通过学习时间，让宝宝懂得语言能表达的事情所发生的时间，宝宝就会有表达时序
和规划好未来的能力。

1~2 岁的宝宝，
这样的多元智能训练不可少

1~2 岁宝宝语言能力开发

1 要多让宝宝开口说话

宝宝在 9 ~ 10 个月就已经能听懂父母的话了，他们会主动地去模仿成人发音，但是宝宝这种主动性的学习需要父母为其创造良好的氛围。

首先，父母在教宝宝说话时，一定要表情丰富，尽量让宝宝看清楚大人说话时的样子以及嘴的动作，以加深宝宝对语言、语调的感受。其次，父母对宝宝说话时吐字一定要清晰，让宝宝能尽量区分复杂的语调，以便于他能逐渐模仿成人的发音。最后，父母在引导宝宝说话的过程中要有耐心，不能急于求成。当宝宝努力发音时，父母一定要鼓励、表扬，以激发宝宝的学习热情。

这个时候宝宝还在牙牙学语，父母要尽量给宝宝多创造一些说话的机会。平时多跟宝宝聊天，多给宝宝讲故事，并不断地鼓励宝宝说话。

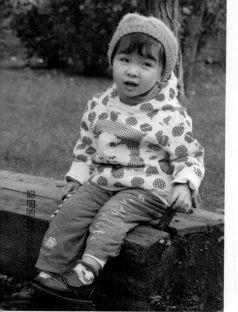

2 要正确引导宝宝说话

宝宝说话的能力可以有很大的差距，有的宝宝 1 岁多还只会几个单独的词，而有的宝宝已经会唱儿歌、背诵诗歌了。这些并不一定是智商造成的差异，关键是缺乏父母正确的引导和训练。

对于一些喜欢用表情和手势表达的宝宝，父母可以采取尽量不理睬的态度，促使宝宝不得不用语言来表达自己的意愿。对于发音不准确的宝宝，父母可以先猜测宝宝要表达的意思，然后用正确的发音来给他做示范，帮助他讲清楚。千万要记住不能嘲笑宝宝，否则会伤害到他的自尊心，让他不愿意或者不敢再开口讲话了。

3 用宝宝的语言来与他对话

在与宝宝交流时，父母应该经常蹲下来，尽量与宝宝一个高度来看世界，让宝宝能够感受到自己被重视。说话的时候，尽量从宝宝的角度出发，从宝宝所处的阶段用宝宝的语言来与他对话。这样不仅能缩短你们之间的距离，还能让宝宝变得更加大胆、有自信。

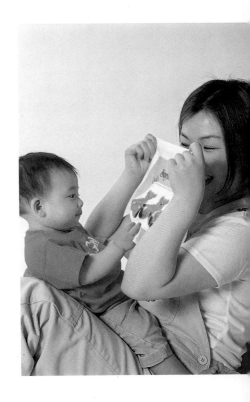

当宝宝用儿语说话，如吃饭饭、过家家等，父母就应该跟随宝宝的语言，尽量使用儿语来与宝宝对话，但是要注意适可而止。当宝宝能清晰地表达之后，父母就可以用标准的语言来与宝宝对话，当宝宝发音错误时及时予以纠正。

宝宝的世界总是充满想象，父母可以顺应宝宝的思维，尽量用宝宝完全能理解的话来交流。比如，当宝宝不乖乖地收拾玩具的时候，父母可以说"宝宝，你要帮玩具回家呀，它们会害怕天黑，也要回家找妈妈的"，而不是生硬地斥责宝宝"自己玩过的玩具要自己收拾"。

4 要多锻炼宝宝的描述能力

父母要有意识地给宝宝介绍和描述周围的事物，让宝宝初步对描述有一定的印象。在日常生活中，父母可以多给宝宝讲故事，无形中增加宝宝的词汇量，为宝宝的描述能力打下坚实的基础。

父母在引导宝宝辨别上下、前后、多少、高矮等词汇之后，就可以用语言指导宝宝观察事物了。比如，让宝宝从玩具堆里挑出大人说的玩具，让宝宝按照大人的指示做游戏等。宝宝能说一些简单的句子后，可以让宝宝看着卡片自己编故事，鼓励宝宝说出图片中的每一个细节。外出的时候，看见一些宝宝学过的东西，可以考一考宝宝，这样不仅能检验宝宝的学习成果，还能增加宝宝学习的印象。

1 运动促进宝宝的大脑更快地发育

研究表明，每天运动30分钟的宝宝在认知能力、执行能力上都要比运动少的宝宝要好得多。所以，让处于大脑发育高峰期的宝宝养成运动的习惯可以促进宝宝大脑的发育。

凡是聪明的宝宝，同时也很活泼好动，因为脑力的发育同体力的增强是相辅相成的。但是，宝宝的运动并非是越多越好，运动的强度和时间必须符合宝宝的生理、心理发育特点，要循序渐进，千万不可操之过急。

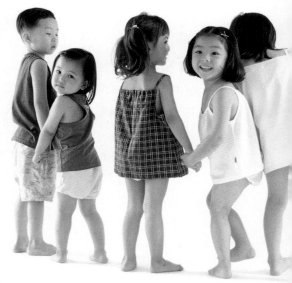

1岁的宝宝可以学习走路了，父母要耐心让宝宝一点点学习。先从站立开始，再练习下蹲，接着牵着宝宝的手一步一步地走，直到宝宝能完全松开父母的手自己行走。等到宝宝能自由行走之后，就可以让宝宝练习推凳子、爬楼梯、踢球等活动。

2 精细动作的训练

在脑的动作神经中枢里，有掌管手运动神经功能的组织，手运动的时候与大脑相应管理手功能的神经元相联系，因此手指的运动越精巧、越熟练，就越能在大脑皮层上进行更多的练习，从而使大脑更聪明，就是我们通常说的心灵手巧。此时，宝宝对精细的手指动作还不能很好地控制，爸爸妈妈可以示范开瓶盖或者抓小扣子、翻书、拼图、贴纸等，来训练宝宝的精细动作。这种配合反复抓捏、合指的动作，能极大地促进宝宝动作智商的发展。

3 在日常生活中训练宝宝的动作能力

1岁之后的宝宝精细动作会越来越灵活，自主能力也很强。很多宝宝开始模仿大人学习自己吃饭、自己洗脸、穿脱衣服、穿脱鞋子等，尽管宝宝的姿势可能不对，也没有达到很好的效果，但是宝宝总是想要尽量去尝试一下。

这时，大人也不要去加以阻拦，应该鼓励、帮助宝宝尽量去做。如果限制宝宝的活动，可能会压抑宝宝的智能发展。有空的话可以多带宝宝去户外活动，充分利用大自然的资源来对宝宝进行身体、智能的锻炼，同时还能增强宝宝对自然环境的适应能力，并提高自身的免疫力。

户外玩耍可以充分利用大自然的条件，而草坪绝对是宝宝走路和玩耍的最佳场所。父母可以跟宝宝一起在草坪上踢球，宝宝在草坪上翻滚、奔跑会感到很兴奋，更利于宝宝天性的释放，同时还能让宝宝尽情享受大自然的美好。

生活中充满了各种各样的动作，如果父母全都包办的话，宝宝不仅会失去很多练习的机会，也会失去自己的乐趣。脏一点也没有关系的，父母要学会适当地放手，让宝宝的运动智能得到很好的锻炼。

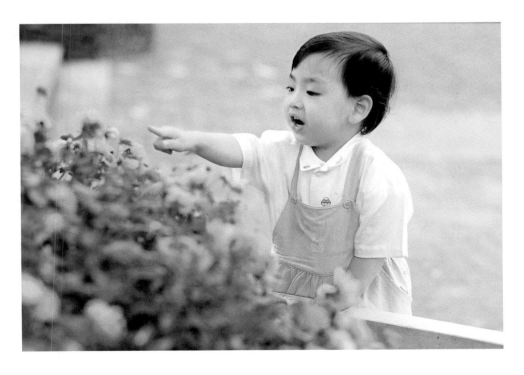

1~2 岁宝宝认知能力开发

1 教宝宝辨别颜色

宝宝从出生三四个月对色彩就有了感受力。年轻的爸爸、妈妈要抓住最早时期用较好的方法帮助宝宝认识颜色，这对宝宝的智力发展和培养绘画兴趣都是大有益处的。但宝宝对颜色的认识不是一下子就能完成的，而必须经过不断的训练和培养。

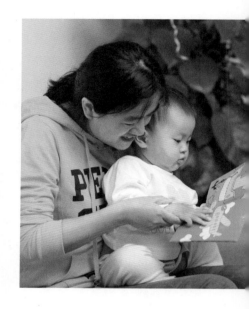

宝宝对鲜艳的颜色，认知度和辨识度都比较高，所以父母可以多为宝宝提供一些丰富的色彩。比如，可以在宝宝的居室里贴上一些色彩调和的画片挂历，在宝宝的小床上经常换上一些颜色温柔的床单和被套，小床的墙边可以画上一条七色彩虹。在宝宝的视线内还可以摆放些色彩鲜艳的彩球、塑料玩具等，充分利用色彩对宝宝进行视觉刺激，对宝宝认识颜色有很大的帮助。在让宝宝接触到颜色的同时，父母可以通过语言的描述来加深宝宝对颜色的印象。

2 教宝宝认识自己的名字

每个人的名字都是一个身份的象征，当然宝宝也不例外。当父母呼唤宝宝的名字时，能引起宝宝对自己身份的认同，让宝宝有存在感，并产生良好的自我感觉，更加相信自己。

早在宝宝还未出世时，父母就已经开始用乳名来叫宝宝了。出生之后，父母应该坚持叫宝宝的乳名，不要老是换来换去，让宝宝知道父母是在跟他讲话。这样让宝宝感受到自己被重视和爱护，同时自信心也会大增。

平时，父母可有意识地叫宝宝的名字，这样叫久了之后，宝宝自然就知道自己的名字了。父母也可以引导式地问宝宝："你叫什么名字呀？"让宝宝能自己说出自己完整的名字，并逐渐了解到名字就是"我"的代称。

聪明的孩子从胎儿时就养成了 一

178

3 教宝宝认识性别

性别的认识是宝宝形成自我意识的重要组成部分，性别认同的发展从出生就开始了，父母要以积极的态度去引导宝宝建立正确的性别观念。

平常父母就应该明确告诉宝宝，TA 是男孩还是女孩。在给宝宝打扮的时候，可以根据不同的特点来区分性别，并通过图片、电视等来引导宝宝区分男女。在买衣服的时候，也可以告诉宝宝，什么衣服男孩可以穿，什么衣服女孩可以穿，并让宝宝多看、多观察，从而准确地区分男女。

父母一定要注意，不要给宝宝做异性的打扮，以免对宝宝的心理造成不良影响。如果男孩女性化或者女孩男性化，就容易变成大家口中的"娘娘腔"和"假小子"，从而影响到宝宝内心的正常生长。

4 教宝宝认识性格

让宝宝认识并了解自己的性格，能让宝宝对自己有更深刻的认识，能促进其自我意识的发展，避免宝宝在陌生场合变得缺乏信心。

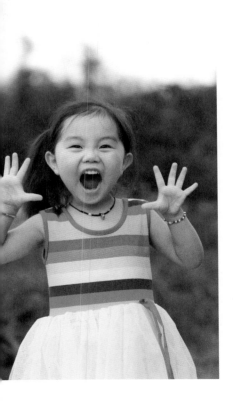

父母可以多带宝宝与别的小朋友玩，可以让宝宝在与不同人群、不同环境的接触中，形成并认识自己的性格。宝宝独处的话可能意识不到自己的性格问题，但是等他走出去，与其他小朋友玩耍时，就会发现自己的不同，这种方法对宝宝认清自己的性格有很重要的作用。

每个宝宝都有自己的性格，有的热情开朗，有的内敛羞涩。他们性格的形成除了与先天气质有关，还与父母的教育方式有密切的关系。想要培养宝宝良好的性格，父母首先要从环境和教育的方式着手。首先要给宝宝创造一个安全、舒适的生活环境，让宝宝能感受到家庭的温暖；其次父母要因材施教，根据宝宝自身的特点，选择特定的教育方式。这样宝宝在接受爱与关注的同时，更加容易形成热情、开朗、大方的性格。

1 多给宝宝探索的机会

很多家长常为了宝宝的安全，而采取对宝宝的过分保护。其实，只要保证宝宝在安全范围内，父母可以尽量放手让宝宝自己去探索。

在宝宝刚学会走路的时候，在安全范围内，可以让宝宝自己行走，不要因为害怕宝宝跌倒而局限他的活动范围。当宝宝想要尝试着自己洗脸、自己穿衣服或帮忙做家务时，父母不要嫌弃或害怕宝宝受伤，让宝宝尽量有一个慢慢探索和学习的过程。过度保护是对宝宝智能的变相捆绑。

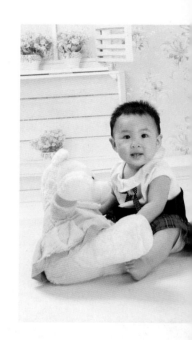

其实这样探索和练习的机会越多，宝宝就会对自身以外的空间、方位、距离产生正确的意识。即使有的时候，宝宝的探索可能给你带来麻烦，但是父母千万不要拒绝给宝宝探索的机会。此外，无论宝宝进行什么样的活动，一定不要吝于给宝宝称赞和激励，这样会让宝宝玩得更加开心，并且从中获得进步。

2 让宝宝发挥自己的创意

宝宝的想法总是天马行空，在创新上表现出难以想象的才能和潜质，而且他们也极少会受到一些客观因素的束缚。虽然宝宝随性而自由的表现有点缺乏技巧，但是父母不能因此而打击宝宝，反而应该鼓励宝宝，让他尽情想象并大胆地创造。

培养和发展宝宝创造智能时，不应该拘泥于法定的条框中被束缚，而应该采取一些能让宝宝感兴趣的手法，让宝宝自愿地参与进来。比如，所有的宝宝都喜欢涂鸦，他们对笔、色彩、形状着迷了，可能你看不懂他的画，但那就是他们眼中一些事物的样子。父母面对宝宝的这些随性和自由时要加以鼓励，尽量为宝宝创造一个不受束缚的环境。

宝宝总是喜欢想象，他们有自己的思维模式，有自己的认知能力，父母可以多跟他们玩一些富有想象力的游戏，甚至可以通过让他们改编游戏或者故事来激发宝宝的创造性思维。

3 培养宝宝的空间智能

空间智能优秀的人，一般头脑都很灵活，在他们的脑子里都充满了想象，不管是现实的，还是虚幻的。他们都是想象大师，一直追寻想象的新颖与独特，从而创造出让人们着迷的事物。优秀的空间智能与良好的创造力是分不开的。

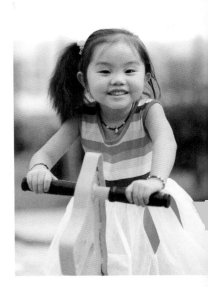

空间智能可以体现在对艺术的高度感受和创作能力上，如果一个宝宝的空间智能强的话，他往往会对绘画、颜色搭配以及手工艺品等更加感兴趣。空间智能主要体现在视觉辨别能力、把握空间方位能力以及形象思维能力这三个方面上。其中视觉辨别能力强的宝宝对环境变化很敏感，比如房间给他做一点小的变化，他能马上看出来；或者在玩游戏找不同的时候，宝宝能马上找出来等。

如果发现宝宝有这方面的潜质，父母可以通过各种方式加以培养，说不定就能成为未来的艺术家呢！有的人空间方位特别好，即使是第一次去的地方，他也很善于识别方向。如果宝宝体现出特有的空间思维能力，比如特别会认路、会看立体图片等，父母可以抓住宝宝这一特点进行着重培养。形象思维丰富的宝宝，会表现出对图画的兴趣，钟情于绘画，他们不拘泥于正常思维，喜欢按照自己的思维来创造。

4 避免对宝宝有过多的束缚

研究表明，宝宝创造性思维的发展与父母的态度有密切的联系。民主性的亲子关系更有利于宝宝个性化创造力的形成。

父母采取民主的态度时，宝宝就会表现得更有主见、有独立性和创造性。此外，创造还与父母的教育方式有很大关系。

有的父母比较开放，不会对宝宝有过多的束缚，这样更有利于宝宝创造力的发展；有的父母就习惯对宝宝指手画脚，完全按照自己的想法来要求宝宝，这样会让宝宝表现得过度被动，不愿意去创造。

1~2 岁宝宝社交能力开发

1 多让宝宝体验社交生活

人不可能脱离社会，所以让宝宝尽早接触到社会生活，能够从中学习到一些社交技巧，对于他们的交际是很有帮助的。

当宝宝会说话之后，就可以让宝宝给亲戚朋友打电话聊上几句，这样不仅能锻炼宝宝的语言能力，同时也让宝宝体验了真正的交际。

父母平时可以带宝宝多出去走走，在逛公园或者逛小区的时候，看到有小伙伴一起玩耍，可以鼓励宝宝参与进去。这样一群同龄的宝宝相聚，可以一起分享玩具，一起游戏，相互帮助，就能建立深厚的友谊。

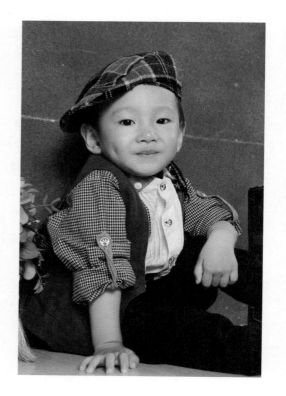

2 让宝宝学会微笑交际

常听见有人说，"爱笑的人，运气不会差到哪去"，微笑绝对是交际中的法宝。宝宝早在刚出生时，就会无意识地发笑，伴随成长会越来越爱笑，而且偶尔宝宝还会用笑声引起大人的关注。所以，微笑是不可或缺的社交技巧。

在培养宝宝学会微笑交际的过程中，要尽早发现并且及时回应宝宝的微笑。对宝宝每次的微笑，父母应该尽量给予及时的回应，并积极响应宝宝发出的社交请求。对于宝宝喜欢的交流和互动方式，父母不应该剥夺和打断他，也不能不关注或者表现出心不在焉的样子，要随时随地表现出你对他的兴趣，这样对宝宝自尊人格的发育都有好处。

宝宝本身不具有独立生存的能力，但是出于求生的本能，宝宝会乐意去接近别人，并友好地对别人微笑，这样宝宝就利用微笑开启了自己的人际交往。

聪明的孩子从胎儿时就养成了

3 讲礼貌是人际交往的重要课程

礼貌能拉近人与人之间的距离，而讲礼貌的宝宝更容易获得别人的好感。所以，在早期教育中，教会宝宝讲礼貌是很重要的人际交往课程。

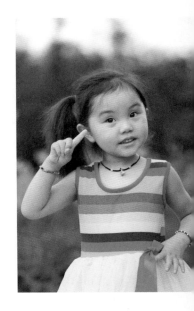

父母与宝宝朝夕相对，自然成为宝宝行为模仿的首要对象。所以，在家里父母一定要注意自己的言行举止，让宝宝通过日常的模仿学会说礼貌用语。例如，早上起床的时候要说"早上好"；出门的时候碰到熟人，要说"你好"；得到帮助要说"谢谢"等等。通过耳濡目染，让宝宝学会并且习惯礼貌用语的使用。

同时，在与他人互动的过程中，父母一定要教育宝宝用眼睛看着对方，让他体会到视觉上的交流，目光能让宝宝与人的交流变得更加顺利。父母需要通过种种的以身作则，让宝宝在不知不觉中感受到人际交往的乐趣，并主动去与他人交流。

4 父母要为宝宝的人际交往提供帮助

想要培养宝宝的好人缘，当然与父母的培养有着密切的联系。那父母怎么做能让宝宝有更好的人际交往呢？

①给宝宝建立一个充满爱和关心的家庭，这样能够及时满足宝宝身心发展所需要的环境。

②父母要不断提高自身的素质，为宝宝在人际交流上的模仿提供好的榜样。

③了解宝宝的兴趣、关注点、学习方式等，给予宝宝各方面发展所需求的、具有个性化、具有实质性教育意义的关怀。

④给宝宝足够的与他人交往的机会，帮助宝宝和周围人群建立良好的关系，让宝宝觉得对群体有参与感。

⑤在宝宝与同伴进行交流的过程中，给予足够的、积极的支持与帮助，让宝宝学习在人际交流中的技能，建立平等、友爱、互助的人际关系。

⑥在日常生活、游戏中，自然地培养宝宝的交际能力，不要太过于刻意，这样可能会引起宝宝的反感。

1~2 岁宝宝情绪管理能力开发

1 帮助宝宝认知情绪

管理情绪的第一步，就是能识别出自己的各种情绪。日常生活中我们可以随时指出宝宝的各种情绪，如激动、失望、自豪、孤独、期待等，不断地丰富宝宝的情绪词汇库。

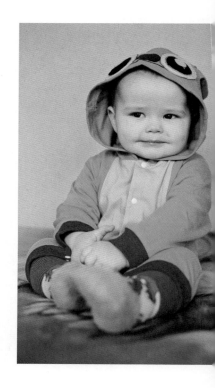

现在很多家长都能有意地去跟宝宝同感心。其实，同感心的一个功能就是帮助宝宝认识到自己当时的具体感觉。需要提醒的是，有时当宝宝很生气时，他会对这种情绪识别很反感，完全不听。父母可以先让他自己冷静下来，待平静后再回过头来跟他聊聊刚才的感受。当然，父母同宝宝交谈的语气不能太生硬，以免宝宝滋生反感情绪。

宝宝能识别出的情绪越多，他就越是能清晰地表达出来。而当宝宝能够准确地表达自己的情绪时，也就是处理情绪的开端。在教导宝宝认知情绪的过程中，要善于诱导其愿意并且勇于表达自己的情绪。

2 不要绑架宝宝的情绪

很多家长在教育宝宝的时候，会跟宝宝说"你这样做，妈妈要生气了"、"你那样做，别人会不喜欢你的"。如果家长总是用自己的情绪去管教宝宝，这不是好办法，会让宝宝觉得他应该对别人的情绪负责。这样久而久之，宝宝就会忘记遵守规则本来的意义，也容易滋生很多不必要的自责和内疚。

大人正常的情绪反应，可以让宝宝知道，不需要刻意去掩饰。有时，让宝宝看到他不好的情绪会有怎样的不好的结果，让他对自己的行为负责，而不是对别人的情绪负责。在教给宝宝对自己的行为和情绪负责的同时，家长也要对自己的情绪负责。如果我们因为跟宝宝无关的事情有消极情绪，那就跟宝宝说，妈妈或爸爸这会儿心情不好，想先自己待一会，等一下再跟你玩。这样，宝宝也可以学会，当他有不好的情绪时，他也可以自己冷静一会，练习自己去处理。他也会知道，有不好的情绪不是什么错事。

3 接受宝宝的消极情绪

所有的情绪中最让我们头疼的要属消极情绪的处理了。对于宝宝的消极情绪，我们不要去否认、压制、贬低、怀疑，不要说"这没有什么可怕的"、"你不应该感到失望"、"你这是生什么气"等等，而是要帮助宝宝去接受、识别，然后再教给他处理的办法。

教给宝宝管理消极情绪的前提是，家长自己要能从容去对待。我们会发现，做到这一点是很困难的。因为，当宝宝发脾气或有其他消极情绪时，家长的本能反应是——又给我惹麻烦！怎么这么不听话呢！于是，家长会出现浑身冒汗、血脉贲张，尽管有时会尽量压抑着自己的情绪，但是宝宝也能从你的表情和动作中察觉到压抑着的怒火。当家长处于这样的状态，当然就不要指望宝宝的情绪能平和下来了。

要改变这种反应，首先要认识到，消极情绪对宝宝是有益的，是他认识自己、提高情商、学习成长的一个好机会。它并不是坏事，控制好甚至可以利用它。其次，家长要尽量把宝宝的行为和情绪跟自己的分开，自己的劳累、抱怨、委屈，自己去解决，别做不合理的挂钩。

当宝宝惹自己生气时，可以多开导自己。一方面，因为宝宝就是一个懵懂的群体，现在所做的一切好与不好的事情，都是一个学习的过程；另一方面，反思自己管教上有哪些不足，还可以做哪些改进，宝宝是自己教育的结果，自己多提高就是了。如果家长少一些受害者的思路，多想想该怎样提高，这也会帮助控制自己的情绪，少生气。然后再告诉自己，每个人都可以不完美，做不到的，努力提高就是了。

只有当家长自己接受了宝宝的消极情绪，才能做到不去否认、压制、贬低、怀疑他的情绪，并且教给宝宝去接受自己的情绪。

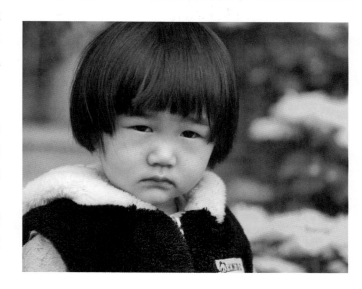

1 为宝宝创造自理机会

聪明的父母总是为宝宝创造属于自己的机会，也就给了宝宝更好的学习和成长的经验。而且随着孩子逐渐长大，他就会学着而且也很乐意为自己做更多的事情了，从自己吃饭到刷牙、洗脸。

虽然眼瞅着孩子越来越自立会让你感觉苦乐参半，不过学着照顾自己是他个人和社会能力发展的重要部分。

大人经常觉得宝宝做不好事情，总希望去帮他。这种心态的实质是大人总嫌宝宝"慢"，其实，宝宝手部肌肉控制力的发育以及肢体与感官的协调能力发育都是循序渐进的过程，会显得"慢腾腾"；而且宝宝做事容易受到注意力的干扰，随机性较大，所以总显得"漫不经心"。所以，父母在锻炼宝宝自理能力的时候，要有足够的耐心，让宝宝在慢慢地尝试过程中真正学会如何去料理自己力所能及的事情。

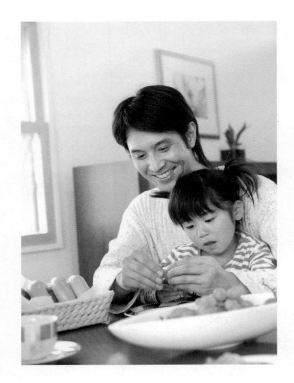

在这个年纪，宝宝容易对很多事情感兴趣，对于宝宝经过训练就能独立完成的事情，父母一定要放手让宝宝去做。即使宝宝做得不对，也不要表现得不耐烦，要给予正确的示范和指导，尽量给宝宝鼓励和支持，让他对新事物有足够的耐心。

父母在给宝宝提供针对性的学习，还可以进行相关肢体的训练，比如练习"三指抓物"，为宝宝拿筷子、书写打基础；往瓶口中塞物，为扣纽扣作准备；舀物练习，帮助学会使用匙子。这些日常生活的练习，可以帮助宝宝培养自理能力。

2 把握习惯养成的时间段

　　宝宝养成良好的生活自理行为习惯一般都在学龄前，也就是说宝宝在和父母一起的时间就已经养成了能否生活自理的能力。父母只要适当把握了时间和机会，孩子就完全可以做到拥有好的生活自理能力。

　　年龄越小的宝宝，由于语言限制，多元智能的开发重点可以放在生活自理能力的培养上。当宝宝活动范围逐渐扩大一些之后，就应该让他学会初步生活自理，帮助他养成独立与自理的习惯。尽量给宝宝动手的机会，才能让他越做越好。

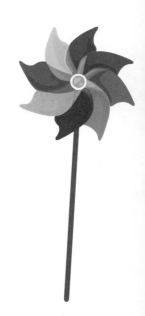

3 让宝宝做力所能及的家务

　　不论收拾玩具或做其他家务，父母都应先带头做出表率，使宝宝有一个好的模仿、学习对象，提升参与的动机。 另外，父母不要用成人标准去要求宝宝，只要宝宝愿意做，就应给予鼓励。做家务时，最好父母一边做，一边让宝宝在旁边观看，时间一长，宝宝也想自己做做看。此时可准备宝宝的专属工具，如小抹布，邀请他和父母一起擦桌子，事后给予及时鼓励。

4 协助宝宝穿脱衣物

　　在会穿衣裤之前，可先练习脱衣服，因为"脱"比"穿"的动作更容易。可先让宝宝用玩偶进行练习，经过实际操作后再运用到自身。 脱衣服需要运用到关节动作，可依照宝宝的习惯帮他分解各种动作，以开襟式衣服为例，先解开衣服扣子或拉链，脱之前把衣服往前拉，再把手伸离袖子。

　　父母可适时提供协助，让宝宝对脱衣服建立自信心，并提升学习意愿。可以让宝宝从容易穿的衣物开始练习，其中开襟式与套头式衣物的穿法不同，开襟式衣物比较容易穿脱，等宝宝能熟练穿脱开襟衣物之后，就可以开始套头式衣物的练习。先让宝宝分辨衣物的前后与正反面，协助他穿上一边，另外一边则可让他试着自己穿上。要给宝宝留出足够的练习时间。

Part5　从 12 个月开始，聪明宝宝要这样培养

一

187

2~3岁的宝宝，
这样的多元智能训练不可少

1 养成宝宝阅读的习惯

要真正掌握语言，最好的办法莫过于阅读了。阅读是发展语言能力的加速器，是提高书面写作能力的重要途径。宝宝早期阅读的目的不是让他一定要看懂，而是要让宝宝养成阅读的好习惯。也许目前宝宝的兴趣还停留在撕书、咬书的习惯，但这并不代表着宝宝现在的阅读没有意义。等到有一天宝宝突然爱上阅读时，前面那些看似"无用功"就绝对是功不可没的了。

在选择宝宝的书籍时，爸爸妈妈要注意这个年龄阶段的宝贝看的画片不宜太小，最好一张图片上只有一个图像，以免图片上图像太多，分散宝宝的注意力。

开始先让宝宝看内容简单的图片，如日常生活用品、各种交通工具、各种动物等。爸爸妈妈可问他这是什么，让宝宝自己说出来。如宝宝不会说，爸爸妈妈可以告诉他画面内容，再让宝宝自己看，这样宝宝就容易记住图片内容了。

画册比图片内容更丰富，它的每一页都是简单的单个图像，连起来就是一个完整故事。宝宝边看画册，边听爸妈讲解画册内容，他得到连贯印象，展开想象，丰富了宝宝的内心世界。看画册时还可让宝宝学会自己翻书，教他用手指一页一页地翻书，让他找自己喜欢看的图画。爸爸妈妈可以让宝宝看图学说话，发展宝宝的语言能力，任他边翻看书边自言自语，让他任意发挥，随着词汇量的扩大，可由单词过渡到简单的句子、念儿歌。要培养宝宝爱护画册、不折书、不撕书、看完后收藏好的良好习惯。同时要教育宝宝在看图片或画册时要坐姿正确，眼睛和画册保持适当的距离。爸爸妈妈还可将画册各页拆开再粘成连续的长卷，制成"儿童电影"，自制一个木架，木架两旁有一根活动转轴，把画卷卷在一根轴上，一端附在另一根轴上，爸爸妈妈可边转动画面边讲故事，更能引起宝宝的兴趣。

这样慢慢在文字、图片环境的熏陶之下，会让宝宝逐渐产生浓郁的兴趣。并想要尝试着慢慢将自己学习到的东西与别人分享与交流，在这样的过程中，语言的成长自然就形成了。

2 给宝宝阅读

无论宝宝的年龄如何，经常给宝宝讲故事、朗诵，无疑都是促进宝宝语言智能发展的好方法。朗读除了可以诱导宝宝对语言的兴趣外，还能帮助宝宝学习聆听、辨认声音、识别单词。即使宝宝因为太小而不能理解话语的意思，但是父母给宝宝读书可以让他获得一种语言之间细微差异的正确评价，有利于宝宝成为终生爱书的人。

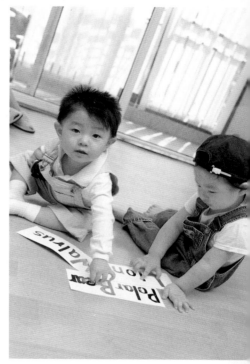

在宝宝掌握一定量的词汇之后，父母可以为其选择适合的书籍，鼓励宝宝自己大声地朗读出来。随着朗读量的增加，宝宝在语言上的掌握以及对问题的思考能力也会逐渐增强，从而有利于宝宝取得更大的成功。

此外，父母在早期诱导宝宝读书和语言智能的发展时，切不可朗读宝宝不感兴趣的书籍，更加不能将朗读作为一种惩罚。父母可以采用亲子共读的策略，这样不仅有利于亲子之间的情感交流，对宝宝心理、情绪、社会交往等的健康发展同样具有深远的意义。

3 教宝宝说出完整的句子

两岁多的宝宝已经能用 200 ~ 300 个字了，他们不但从父母那里学习语言，还把储存在大脑中的单词、语句进行加工整合，变成自己的语言，但可能不是完整的句子。

此时，宝宝已经能根据自己对事物的认识和理解，用自己对词句的理解来描述事物、表达看法、提出建议和意见。也正是教宝宝说完整句子的时候，即包括主语、谓语、宾语的句子，如"我要吃饭"，"我喜欢兔子"等，同时也可以教宝宝一些简单、常用的形容词。这样从早期开始对宝宝语感的锻炼，有利于宝宝以后写作和理解能力的提高。语言能够促进宝宝智力发展，智力发展又帮助宝宝理解语言。

2~3岁宝宝动作能力开发

1 调动宝宝的运动兴趣

父母有目的地训练宝贝的运动能力是有必要的，但是不要把运动当成单调的技能训练，像运动员那样枯燥、严肃，这样会伤害宝宝对运动的积极性。将运动锻炼游戏化才能吸引宝贝的兴趣，他才会跟父母积极配合，这一点对低龄宝宝很重要。为此，父母可以时常编造一些情境和故事，这样就可以让宝宝放松地在游戏中得到锻炼了。

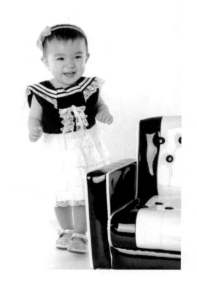

比如跑步，可以事先在路对面放点玩具，然后父母开始编故事："你愿意当一只可爱的小白兔吗？在路的那头有好多大萝卜，咱们一起比赛摘萝卜，看谁先摘到大萝卜。跑喽！"边说"小白兔"、"大萝卜"，边跟宝贝一起跑，跑到对面再转回来。宝贝累了就休息一会儿，再玩其他运动游戏。也可以带宝贝到一些休闲娱乐场合去玩那些大型器械，这也是促进身体运动的好办法，但是一定要为宝贝做好周边的安全保护。

2 锻炼宝宝身体的灵活性

对宝宝进行身体灵活性的训练能够提升宝宝的运动智能，开发宝宝的智力。身体灵活性好的宝宝，往往表现得更加聪慧好学、思维敏锐。

身体灵活性的训练能让宝宝合理精确地使用他们的身体和其他物品的能力。而宝宝身体运动能力的发展，就是满足宝宝对运动的欲望与兴趣，在热衷于自己觉得有趣的活动中尽兴地玩，从活动中提高能力，促进健康。因此，在父母与孩子平时的相处嬉闹中蕴藏着许多运动能力训练的契机。

父母可以利用现身教法，感染带动宝宝喜欢体育运动，并养成习惯，从而提高身体素质及运动能力，如打羽毛球、游泳等都是不错的运动项目。此外，父母

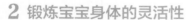

要注意锻炼活动的时间，量有了保证不等于保证了质。每天跑一跑、跳一跳，形式化地做些运动，并不能真正解决问题。父母要根据自己宝宝的特点，从实际出发，选择适当的形式，保证适当的活动量和运动强度，真正调动每一块肌肉、每一根神经参与其中，使宝宝真正得到锻炼。

3 锻炼宝宝的协调能力

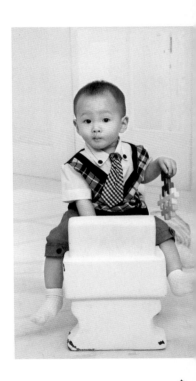

这个时期的宝宝运动神经已经得到了很大的发展，他们能够保持全身的平衡，运动能力也更强，甚至做一些较复杂的动作，如调节跑步的速度，跑步时突然转变跑步的方向，甚至来个急转弯都没有问题。所以，此时开展一些舞蹈和体操的运动，是锻炼宝宝协调能力的最好时机。

大部分的宝宝对于音乐和舞蹈有着极大的兴趣，父母可以抓住这个特点，借助促进宝宝的动作和运动智能的发展。播放音乐的时候，宝宝会根据音乐的刺激控制、协调自己的动作。而体操则是把需要锻炼的大肌肉运动都融进操节之中，比任何其他活动的运动锻炼更为全面。做操时，躯干及四肢的大肌肉有节奏地收缩和放松，不会遗漏，也不会持续紧张。但一定要注意适度，避免肌肉拉伤。

如果能经常在音乐声的伴奏中做操，可以使孩子的动作协调和具有节奏感。体操不应该是僵硬死板的，而应更多地考虑到宝宝的个性，给宝宝做体操的时候还要注意宝宝的个性发展。宝宝的体操是根据形体美的规律、宝宝身心发展的规律编制的，长期坚持这套动作有利于宝宝身体的各个部位得到健康而又标准的成长。也可以让宝宝做模仿操，主要是模仿一些动物的姿势，这也会让宝宝乐而不倦的。

协调能力的发展能促进小脑的发育，改善宝宝小脑神经元的生长，有效提升宝宝大脑和小脑神经元传导的效能，让宝宝的动作和智能得到同步发展。

1 培养宝宝的时间观

时间观念并不是与生俱来的，如果父母没有教宝宝认识时间，可能宝宝很大了还不能理解时间的概念。此时，培养宝宝对时间观念的正确认识和理解，能让宝宝合理地规划和利用时间，更是会使宝宝受益终身的。

在宝宝认识时间的初级阶段，要尽量避免过于概念化，尽量以宝宝听得懂的语言来具体化时间，通过事情和事物来表示时间，如"刷完牙之后就上床睡觉"而不是说"9 点钟之后就上床"等，这样更有助于宝宝的理解，让宝宝逐渐适应时间的变化。

伴随着宝宝认知水平的不断发展，父母可以逐步把宝宝的生活和具体的时间结合起来，比如"太阳出来了，7 点钟宝宝要起床啦"、"洗完手之后，12 点开始吃午饭"等。通过技巧性的语言，慢慢将具体的时间观念在无形之中灌输到宝宝的脑子里，让宝宝逐渐加深对时间的认识。

另外，还可以利用宝宝的兴趣爱好加深宝宝的时间观念。如果宝宝爱唱歌，可以给教宝宝唱一些和时间有关的儿歌，如"太阳公公起得早，我们大家来做操""小燕子穿花衣，年年春天来这里"等。

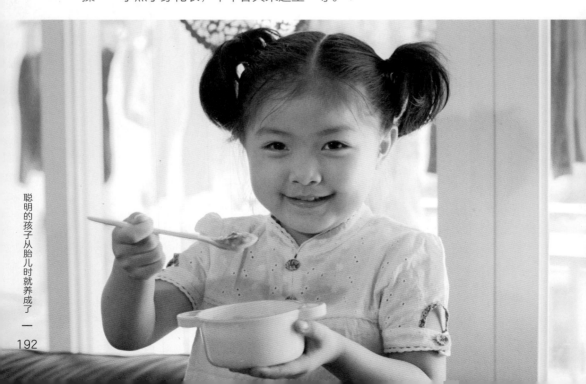

2 培养宝宝的归属意识

在宝宝成长的过程中，他们会通过自己日常的观察，辨认出家里哪些东西是自己的，哪些东西是属于家里哪个成员的，这种归属意识的逐渐形成是在认知能力上的大进步。

在这种意识形成的过程中，宝宝好像变自私了，自己的东西不让别人碰，不要觉得宝宝小家子气，这其实正是宝宝自我归属意识的一种体现。

此后，宝宝的自我意识和独立行动倾向会逐渐发展起来，对于不管是自己能做的还是不能做到的事情，宝宝都想尝试一下，甚至不愿意要别人的帮助。例如，吃饭的时候不用妈妈一勺一勺地喂了，而是骄傲地要自己吃饭；穿衣服的时候不再是乖乖地配合，而是想自己来；出去玩的时候，不再是躲在父母后面的胆小鬼了，而是勇敢地走出去，跟其他小朋友打成一片。

宝宝的独立性使他的自我意识逐渐明显起来，知道了"我"与别人的区别，在语言上也能区分"你"、"我"，在行动上也慢慢要求"自己"来，家长这个时候应该顺势加强宝宝在这方面的意识，让宝宝知道什么东西是自己的，让他对归属感有一个正确的认识。在这个宝宝自我意识形成的主要时机，父母还能有效地培养宝宝的内省智能。

3 培养宝宝探索事物因果关系的能力

随着宝宝的成长，好奇心加重，可能会对很多事情产生探究欲。一些行为会引起一件事情的发生，宝宝也会逐渐发现并且理解这种简单的因果关系。而父母可以寻找一些有趣的现象帮助宝宝探索，更好地理解因果关系，锻炼宝宝的逻辑能力。

逻辑能力的培养最直接有效的方式就是亲身经历了，父母要多给宝宝这样的机会，让他有兴趣去尝试各种事物。在体验的过程中，或许宝宝就能慢慢理解到：原来所有事情的产生都是有原因的；有些事情是自己可以改变的，有些事情是自己无能为力的。不管是对自然的探索，还是对科学的探究，这些无疑都促进了宝宝对未知世界的认知。

生活中，父母可以通过日常小实验来为宝宝解释各种科学大道理。比如通过"踩影子"游戏，让宝宝了解光的奥妙；观察打雷和闪电，告诉宝宝声速和光速的较量等。通过这些生活中的小事，让宝宝慢慢了解万物的奥妙。

2~3 岁宝宝创造能力开发

1 培养宝宝的创造性思维

心理学家和教育学家一直认为音乐是促进宝宝身心发展的好方法，因为音乐会促进右脑的发育，还可以丰富宝宝的精神世界。在优美的音乐中，宝宝情绪兴奋愉快，这个时候，宝宝的创造性思维就处于最佳的状态。

绘画也可以促使宝宝右脑的发育，增强宝宝的创造性思维。因此，父母应该鼓励宝宝多接触音乐和绘画，并且给宝宝一个自由的欣赏和实践的空间，随心所欲地画，自由想象地听。通过听说能力训练培养创造性思维。

平时家长还应该多和宝宝进行对话，多给宝宝讲故事。在跟宝宝说话时，要因势利导，抓住机会，针对宝宝感兴趣的话题展开对话，这样可以促使宝宝启动思维，即兴表述出生动的语言。例如，在给宝宝讲故事的时候，可以给宝宝一个开放式的结尾，让宝宝发挥自己的创造性思维，结合之前的故事情节，进行合理又有创造性的推断，完成故事。

2 诱发宝宝的想象力

创造思维不同于一般思维之处在于有创造想象成分的参与。宝宝天真发问或用想象来解释问题时，父母都要积极地诱导。

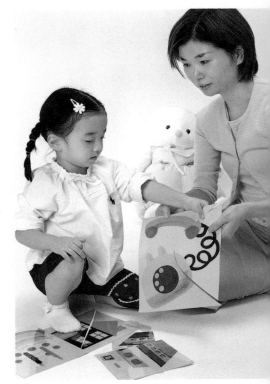

同时，父母还要积极引导宝宝参加各种活动，促使他们广泛而仔细地观察、比较和体验，使头脑中形成丰富准确和鲜明的印象，更好地发展创造力。不过善于思考的宝宝可不会拘泥于传统的玩法，他们会萌生出无穷的好奇心，并且会对习以为常的东西产生新的想法。这时，父母不要觉得可笑，可以多问宝宝的想法和感受，可以跟宝宝一起改造玩具、改造游戏，尽情发挥他的创造。

对于小朋友而言，游戏就是学习，

很多宝宝会在玩耍的过程中发现问题，在宝宝提问题的背后往往隐藏着更深刻的主题，他们在用提问题的方式在理解这个世界，满足其对世间万物的好奇心。因此，宝宝的每一个问题都充满了创造性的智慧，而作为父母能做的就是保护宝宝的好奇心、诱发他的想象力。

3 认真回答宝宝的问题

　　每一个宝宝都是有满脑子问号的小精灵，强烈的好奇心是高智商的外在表现之一。在询问期，大脑在迅速发展，随之也会促进语言与智力上的发展。提问是思索未知的钥匙，爱提问题的宝宝更加热衷于探索一切未知的东西。父母对宝宝的问题应答得当，就能促进宝宝创造力的健康发展。

　　面对宝宝千奇百怪的问题，如果父母敷衍了事、粗暴制止、不懂装懂，不仅会挫伤宝宝提问的积极性，还会使其智慧的萌芽逐渐枯萎。

　　无论你多心烦，都不要说："不准问。"即使在你看来非常可笑的问题，也要耐心回答，因为只有保护和提高宝宝提问的兴趣，才能使他们的思维更广阔、更自由。尽可能马上答复，宝宝的注意力不易持久，如果不马上回答，他也许就忘掉了问题，或者兴趣降低。当然，立即回答并不是马上把标准答案直接"告诉"宝宝，而是要立即受理宝宝的提问，并促进宝宝对有关问题的思考。

　　父母在回答时要根据宝宝的年龄特征和接受能力，尽量简明、准确、通俗、生动。宝宝不需要知道最科学严谨的答案，用他听得懂的词语回答就行了。

　　每当宝宝提出一个问题时，无论对错，父母都应该表示赞赏，让宝宝感受到父母也和他一样兴奋、惊奇，从中得到满足，并且会继续提问。如果父母表示不耐烦、嘲笑讽刺，甚至贬低问题的价值，就会打击宝宝提问的热情。

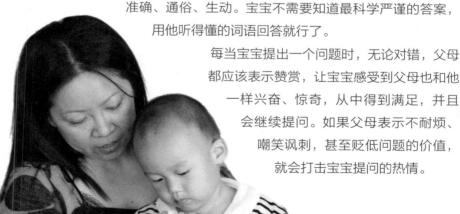

1 有爱心的宝宝惹人爱

父母在爱宝宝的同时，要学会引导宝宝对爱自己的人产生感激和回报之情，并尝试用力所能及的方式来回报自己得到的关心。

平时可以让宝宝知道，爸爸妈妈既要照顾宝宝，还要努力工作，所以宝宝要多多地体谅和关心爸爸妈妈，并帮忙做一些力所能及的事情。

很多家庭都喜欢一味地娇惯宝宝，执着于单方面的付出，导致宝宝认为所有的关爱和照顾都是理所应当的，不懂得体谅别人。父母可以告诉宝宝付出的感受，告诉宝宝爱与爱之间是相互的。

在宝宝对外社交的过程中，要试着教宝宝把爱心传递到家庭之外的地方。在宝宝与其他小朋友交往的过程中，父母要告诉宝宝与同伴分享自己的玩具和食物。跟别的小朋友闹矛盾之后，父母要鼓励宝宝与小伙伴和好，对于自己的错误要勇于承认。

相信只要经过父母的悉心引导，宝宝一定可以成长为一个让人喜爱的乖宝宝，这也将为宝宝未来的人际交往带来无穷的幸运。

2 教宝宝学会谦让和尊重

培养宝宝谦虚和礼让的精神，是社交中的一个重要技巧。在同龄宝宝中，如果宝宝表现出谦让的气质，例如愿意把自己的玩具或食物跟别的小朋友分享，当然能得到很多小朋友的喜欢。长辈当然也很喜欢谦让的宝宝。

当然谦让的美德绝不是宝宝自己创造出来的。在日常生活中，父母可以通过具体事件来教育宝宝，也可以通过童话和寓言故事中慷慨、谦逊的形象来教育宝宝，让宝宝逐渐有谦让的意识，学会谦让。

学习了谦让和尊重他人，日常生

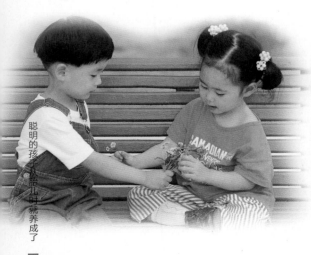

聪明的孩子从胎儿时就养成了一

活绝对是宝宝"实战演习"的场所。比如，吃东西时，先让弟弟、妹妹挑；坐公交车时，看见老爷爷、老奶奶一定要让座。此外，还要懂得尊重他人，比如在公共场合不要大声喧哗影响他人，等等。

父母在日常生活中教会宝宝一些必要的交际技能，这样有助于宝宝在与别人交往的过程中获得成功，发展良好的人际关系。

3 让宝宝自己解决问题

相信每一个做父母的都有很多这样的经历：看到自己的宝宝与别的宝宝发生冲突，就会立即上前制止，激动的时候，甚至会出现粗暴的行为。

虽然从表面上看父母这样做似乎阻止了一场"灾难"的发生，但实际上对宝宝交际能力的发展没有丝毫促进的作用，相反还会误导宝宝，让他们以为遇到问题应该粗暴地来处理或者应该等待别人来处理。

当面对宝宝与其他小伙伴发生冲突的时候，建议爸爸妈妈们先不要介入，可以先在一旁观察宝宝的情绪以及处理问题的方式。如果处理得好，大人应该及时地进行鼓励和表扬，告诉他为什么这样做好；如果宝宝处理不好，大人这个时候再介入也不迟。

此外，对于冲突中的委屈，父母要民主地给宝宝一个申辩的机会，千万不能抱着对宝宝的偏见武断地来裁决问题。对宝宝的行为一定要有一个客观公正的的评价，并适当地给宝宝提出一些合理性的建议，这样才能帮助宝宝理智地看待和分析自己的行为，并及时地做出调整。

不管怎样，宝宝受到欺负都不是一件好事，但是吃一堑长一智，如果父母能引导宝宝从冲突中学到更多、更好的社交技巧，相信也是一种不错的教育方式。所以，当宝宝遇到问题之后，父母不妨放手让宝宝自己来解决问题吧！

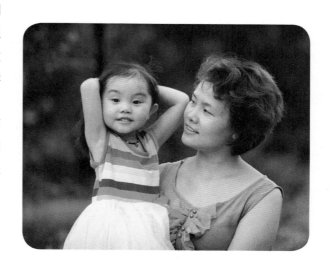

1 引导宝宝学会控制情绪

良好的情绪发展有利于提高宝宝的情商。当宝宝做事遇到挫折或者情绪激动时就容易发怒，这时很多宝宝对自己的愤怒情绪束手无策。如果此时宝宝的情绪能得到适当地引导，对宝宝学会控制情绪是很重要的。

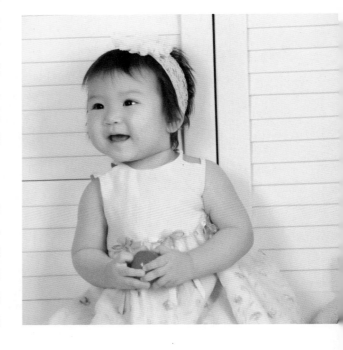

在接纳和理解的基础上，父母要引导宝宝学会用适当的方式表达自己的愤怒情绪。比如跟宝宝约定生气的时候就去拍球，爸爸妈妈生气的时候也会这样做。宝宝如果对拍球很感兴趣，可能很快就会忘记拍打的原因。

在宝宝生气的时候，妈妈可以拥抱宝宝，给宝宝一个温柔的眼神，询问他："你是不是觉得很生气？"用表情和体态告诉宝宝，父母在试图理解他，在倾听他的声音，宝宝就会觉得欣慰了。同时让宝宝明白，自己现在的情绪原来是一种叫"生气"的东西。

2 给宝宝处理消极情绪的机会

当宝宝发脾气时，父母会本能地想要"救火"。当父母认识到消极情绪的意义，就不会再急于让消极情绪消失，而是要尽量给宝宝机会，让他感受、识别，同时自己锻炼着平复下来。宝宝每平复一次自己的情绪，他对情绪的控制能力就得到了一次锻炼。

所以，当发现宝宝有点情绪时，如果他不需要帮助，这时就给宝宝自己处理消极情绪的机会。当宝宝真的因为太委屈而哭泣时，也不要说太多的话，摸摸头，帮他擦干眼泪。如果是宝宝特别不讲理的哭闹，父母要适当地教育，有时这种严厉的话语能帮宝宝看清自己行为的后果，看到引起的反应，当宝宝自觉理亏时，理智就开始恢复，就能自己战胜情绪了。

在这个过程中，如果父母尽量保持中性态度，就能帮助宝宝更好地平复情绪。其实很多时候，宝宝是被父母的坏情绪火上浇油，最后甚至学会利用消极情绪来"掌控"父母。

3 跟宝宝一起品味美好

生活中美好的事物总是能带给人积极、乐观的情绪。在宝宝情绪形成的过程中，多让宝宝接触一些美好的事情，有助于其良好情绪的形成以及对自我情绪的掌控能力。所以，不妨跟宝宝一起多多品味身边的美好吧！

品味美好有很多方法，可以随时给宝宝指出值得品味的各种细节。生活中的点滴很容易被忽略，当父母将这些指给宝宝看，就是在延长这些瞬间、扩大这些细节。比如，夕阳西下，有人看到的是天黑，有人看到了火烧云；大雪漫天，有人看到的是寒冷，有人看到了冰雪奇妙世界。世界有时候就是这么奇妙，只要有心，你总是能看见美好，而学会欣赏美则是父母能留给宝宝最珍贵的礼物。

品味美好的另一个重要方法就是分享，但不能强迫宝宝去分享。要鼓励宝宝主动分享，他才能感受到其中的乐趣。宝宝之所以有时不愿意分享，是因为他对所有权还缺乏安全感，逻辑思维能力也有限，对环境感到不可控、难以预期，这些大人都要一一理解。分享好东西，把美好加倍，这是人的天性。多关注生活中的美好事物，和宝宝一起多增加一点积极的元素吧。

2~3 岁宝宝生活自理能力开发

1 教育宝宝从最简单的事做起

宝宝最先学会的往往是最简单的动作，然后才开始学可较复杂的动作。如：宝宝吃食物的动作的发展顺序一般是，先学会用手抓东西吃，接着学会用手捏东西吃，最后才学会用勺舀东西吃；学习用勺时，宝宝先学会用勺舀东西，然后学会把勺送进口里。

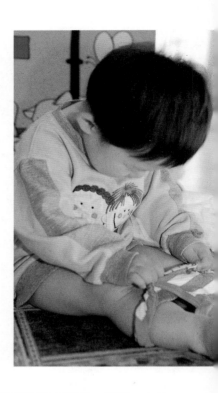

因此，成人应该遵循宝宝动作发展的规律，把握好训练的进程，只有这样，宝宝的生活自理能力才能得到迅速提升。千万不可急于求成，要给宝宝一个慢慢成长的过程，从小事中获得成长的经验值，逐渐锻炼宝宝成为一个自给自足的人。

2 教育宝宝自己的事情自己做

现代家庭基本都是独生子女，父母对宝宝各方面的投资越来越多，却忽视了宝宝自理能力的培养，对宝宝过分宠爱，事事包办代替，成了宝宝独立性发展的最大障碍。所以，在培养宝宝生活自理能力的道路上，父母一定不要过于溺爱宝宝，教育宝宝自己的事情要自己做。

宝宝对于新鲜的事物总是感兴趣的，对于帮助爸爸妈妈做一些事情也总是持积极态度的。父母要注意引导宝宝发现身边有许多有趣的事情，有意识地要求宝宝自己干自己能干的事情，从收拾自己的玩具、打扫房间的卫生、洗小衣物等小事做起，培养对劳动的兴趣。

此外，在宝宝学习一些生活技能的时候，父母一定要给予宝宝最多的支持和鼓励。千万不要在宝宝失败之后讥讽和嘲笑，也不要将自己家的宝宝与别人家的宝宝作比较。

每个宝宝都有自己的独特之处，或在语言上，或在行动上，或在创造上，所以当宝宝做得不够好的时候，父母要相信宝宝只是在这个方面上不擅长而已。

聪明的孩子从胎儿时就养成了

200